妇产科疾病诊断与治疗

FUCHANKE JIBING ZHENDUAN YU ZHILIAO

周艳英　等 主编

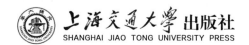

上海交通大学出版社
SHANGHAI JIAO TONG UNIVERSITY PRESS

内容提要

本书共14章，首先阐述了妇产科基础知识、妇产科内镜及其应用、妇产科常见手术等内容；然后介绍临床妇科常见疾病，主要包括盆腔炎性疾病、外阴阴道疾病、子宫颈疾病、子宫体疾病、妇科生殖内分泌疾病；最后介绍了产科相关疾病，内容涉及胎儿相关疾病，多胎妊娠，羊水、脐带及胎盘异常，异常分娩，分娩期并发症及产褥期并发症。全书分别针对每种疾病的临床表现、诊断、鉴别诊断、治疗等详细展开论述。本书适合妇产科医师和医学院校师生参考使用。

图书在版编目（CIP）数据

妇产科疾病诊断与治疗 / 周艳英等主编. --上海 ：
上海交通大学出版社，2021

　ISBN 978-7-313-25315-6

Ⅰ．①妇… Ⅱ．①周… Ⅲ．①妇产科病－诊疗 Ⅳ.
①R71

中国版本图书馆CIP数据核字（2021）第174712号

妇产科疾病诊断与治疗
FUCHANKE JIBING ZHENDUAN YU ZHILIAO

主　　编：周艳英 等
出版发行：上海交通大学出版社　　　　　地　　址：上海市番禺路951号
邮政编码：200030　　　　　　　　　　　电　　话：021-64071208
印　　制：广东虎彩云印刷有限公司
开　　本：710mm×1000mm 1/16　　　　经　　销：全国新华书店
字　　数：255千字　　　　　　　　　　　印　　张：14.5
版　　次：2023年1月第1版　　　　　　　插　　页：2
书　　号：ISBN 978-7-313-25315-6　　　印　　次：2023年1月第1次印刷
定　　价：198.00元

主编简介

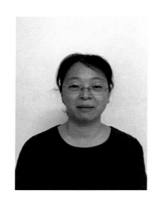

◎ 周艳英

女，山东济宁人，副主任医师。毕业于山东省济宁医学院临床专业，现就职于山东省济宁市第一人民医院，现任中国医药教育协会妇产科宫颈病变分会委员。主要从事妇产科疾病诊疗。擅长阴道镜下宫颈病变的诊断与治疗，阴道上皮内病变的诊断与治疗，宫颈癌癌前病变的利普刀手术、下生殖道病变激光治疗、人工流产、放环、取环、输卵管通液等妇产科手术。发表《阴道镜在子宫颈上皮内诊断中的应用价值》等6篇论文。

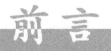

前言
FOREWORD

随着医学科学技术的发展,现代医疗设备的广泛应用,妇产科常见疾病的临床诊断、鉴别诊断及治疗水平有了很大的提高。妇产科疾病是女性常见病、多发病,严重威胁妇女的身心健康。但由于许多女性对妇产科疾病缺乏应有的认识,也缺乏对身体的保健意识,加之各种不良生活习惯等因素的影响,导致一些妇科疾病缠身,久治不愈。近年来,妇女健康与妇产科疾病的防治问题引起了社会广泛重视,保护妇女健康、防治妇产科疾病已成为医学上重大的攻坚任务。

妇产科学是专门研究妇女在妊娠、分娩和产褥期的生理和病理,胎儿和新生儿的生理和病理,以及非妊娠状态下妇女生殖系统可能遇到的一切特殊变化的学科。妇产科学的发展与妇女的健康有关,更与出生人口的素质、人类的繁衍、社会的兴衰有着密切的关系。发展日新月异的妇产科学,无论是在理论基础、诊断技术方法,还是在治疗手段方面,都在不断的与时俱进。这就促使妇产科临床医护人员必须不断丰富临床经验,学习并掌握妇产科最新诊疗技术,以便更好地帮助患者摆脱疾病的困扰,提高妇产科疾病的诊治水平。鉴于以上目的,编者结合临床经验,并参阅大量相关文献,编写了《妇产科疾病诊断与治疗》一书。

本书共14章,首先讲述了妇产科基础、妇产科内镜及其应用、妇产科常见手术相关内容;然后介绍临床妇科常见疾病,主要包括盆腔炎性疾病、外阴阴道疾病、子宫颈疾病、子宫体疾病、妇科生殖内分泌疾病；最后介绍了产科相关疾病，内容涉及胎儿相关疾病，多胎妊娠，羊水、脐带及胎盘异常，异常分娩，分娩期并发症及产褥期并发症。分别针对每种疾病的临床表现、诊断、鉴别诊断、治疗等详细展开论述。本书适合妇产科医师和医学院校师生参考使用。

由于编者编写经验和学识水平有限，书中难免有失误与不足之处，敬请广大师生及妇产科同道们批评指正。

《妇产科疾病诊断与治疗》编委会
2020 年 11 月

目 录 CONTENTS

第一章 妇产科基础

第一节 女性一生各阶段的生理特点

人从胎儿形成到衰老是一个渐进的生理过程。女性一生大致分为胎儿期、新生儿期、儿童期、青春期、性成熟期（生育期）、绝经过渡期、绝经后期7个阶段。各个阶段有不同的生理特征，以生殖系统的变化最为显著。

一、胚胎-胎儿期

受精卵是由父亲的精子和母亲的卵子结合形成的新个体。其23对染色体中的1对性染色体（XX或XY）决定着胎儿的性别及性发育。在胚胎早期，男性和女性生殖系统是相似的（属于性未分化阶段），直到胚胎7周时生殖腺才开始有性别的形态学特征（性分化阶段）。若胚胎的细胞核型为46,XX，则原始生殖细胞和体细胞膜上无H-Y抗原，未分化性腺就向卵巢方向分化。在第10周后，形成最初的卵巢。在第12周时，从外生殖器才能分辨出男女。约在人胚胎第16周时，出现原始卵泡。约在5个月后，原始的生殖细胞开始大量退化、消失，保留下来的卵原细胞进一步生长并分化为初级卵母细胞。至出生时，胎儿卵巢内有100万～200万个初级卵母细胞，且全部进入第一次成熟分裂，但停止在分裂前期。由于初级卵母细胞不是干细胞，不能自我复制，故出生后初级卵母细胞不再增多，而只能减少。

当生殖腺分化为卵巢时，中肾旁管发育，中肾管退化参与形成卵巢冠。中肾旁管充分发育而形成输卵管、子宫和阴道穹隆部。阴道其余部分由尿生殖窦后壁的窦结节演变而成。第5个月时，实心的阴道板演变成中空的阴道，内端与子宫相通，外端以处女膜与阴道前庭相隔，处女膜在出生前后穿通。

在胚胎-胎儿期，女性胎儿细胞在分化及演化过程中可导致子宫等畸形，如双子宫、双角子宫、纵隔子宫、阴道闭锁等。

二、新生儿期

分娩后 4 周内为新生儿期。女性胎儿在母体内受到胎盘及母体卵巢所产生的女性激素影响，出生时新生儿外阴较丰满，乳房略隆起或少许泌乳（在生后几天内可能出现乳房泌乳或肿大，应每天清洗干净新生儿乳头，以免乳腺口堵塞而导致新生儿乳腺炎）。阴道上皮细胞及子宫内膜受雌激素的影响而增生，出生后由于脱离母体环境，来自母体的雌激素突然中断，血中雌激素水平迅速下降，使增生的阴道上皮细胞和子宫内膜发生脱落，刚刚出生的女婴的阴道中可有像白带一样的白色黏液。少数女婴在第 1 周末还有血性分泌物，一般不必处理。这些反应持续 2～3 周可自然消退，此后性器官呈未发育的幼稚型。

三、儿童期

从出生后 4 周到 10 岁或 12 岁为儿童期。8 岁以前为儿童早期，性器官处于安静期。下丘脑-垂体-卵巢轴的功能处于抑制状态，这与下丘脑、垂体对低水平雌激素的负反馈及中枢性抑制因素高度敏感有关。此期生殖器为幼稚型，表现为子宫小，子宫颈较长，子宫体与子宫颈之比为 1∶2，子宫肌层很薄；卵巢狭长，卵巢皮质中无发育的卵泡，无雌激素分泌；阴道狭长，上皮薄，无皱襞，细胞内缺乏糖原，阴道酸度低，抗感染力弱，容易发生炎症，常见有外阴阴道炎，多见于 3～7 岁的女童；女童大阴唇较薄，未能覆盖小阴唇及阴道口，外生殖器娇嫩的皮肤和黏膜暴露在外，除了容易感染外，也容易受损伤，如骑车、跨越栏杆、沿楼梯扶手滑行时导致外阴骑跨伤，以及外阴部触及硬物而导致的外阴损伤和血肿。

在儿童期后期（8 岁以后），下丘脑-垂体-卵巢轴功能发展，下丘脑促性腺激素释放激素抑制状态解除，卵巢内的卵泡受垂体促性腺激素的影响有一定发育并分泌性激素，生殖器官开始生长发育，表现为子宫体生长显著，子宫体与子宫颈的比例逐渐变为 1∶1；卵巢形态逐步变为扁卵圆形，卵巢内的卵泡受垂体促性腺激素的影响，有一定的发育并分泌性激素，但是这些卵泡未发育成熟，即萎缩闭锁；阴唇增大，阴道增深，其表层细胞增厚；乳房的腺管和腺体均开始增生；子宫、输卵管及卵巢逐渐向盆腔内下降；皮下脂肪在胸、髋、肩部及耻骨前面堆积，开始显现女性特征。生殖器肿瘤发生于幼女时少见，但在月经初潮后会增加，常见的肿瘤为未成熟畸胎瘤、无性细胞瘤、内胚窦瘤等。

另外，在 9 岁以前，一些女童出现第二性征发育完善或部分器官发育完善时称为性早熟。

四、青春期

青春期是儿童到成人的一段过渡时期,是人的生理和心理发展的一个特殊阶段,是生殖器官、内分泌系统、体格逐渐发育至成熟的阶段,是个人向社会化发展的重要阶段。青春期的起点和期限受遗传和环境因素(如气候、生活条件、社会经济、文化等因素)的影响,个体差异极大。世界卫生组织规定10～19岁年龄段为青春期(即少年期)。

同时根据不同阶段的主要发育变化,将青春期又分为青春早期、青春中期和青春晚期。每一阶段持续时间2～3年。青春早期主要表现为身高生长迅速加快,性器官和第二性征开始发育;青春中期以性器官和第二性征发育为主要特征,表现为月经初潮;青春后期体格生长极其缓慢,但仍有增长,性器官及第二性征继续发育达到成人水平。

青春期少女的生理特点如下。

(一)生长迅速

出现继乳儿期后人体生长发育的第2个突增阶段,一般在12岁左右出现突增高峰,每年增长5～7 cm,最高可达10 cm。体重也有很大幅度增加。

(二)下丘脑-垂体-卵巢轴的发育及性激素的分泌

下丘脑-垂体-卵巢轴的迅速发育及其功能的充分发挥是青春期神经内分泌变化的主要组成部分。

青春期即将开始时,中枢性负反馈抑制状态解除,促性腺激素释放激素开始呈脉冲式释放,通过垂体门脉系统进入腺垂体,引发促性腺激素[卵泡刺激素(follicle-stimulating hormone,FSH)和黄体生成素(luteinizing hormone,LH)]和性激素水平升高,从开始 LH 夜间睡眠时阵发性升高,到青春期开始后,白天 LH 也阵发性升高,FSH 水平上升,促进卵泡发育,分泌雌激素、孕酮,少女的性发育逐渐成熟。

(三)肾上腺功能初现

肾上腺功能初现是肾上腺的青春期,它是指8～9岁肾上腺开始分泌肾上腺雄激素并逐渐增加的过程。女孩在青春期开始前两年左右,体内肾上腺皮质开始分泌雄激素,促进阴毛、腋毛、皮脂腺等的发育,并促进骨骼生长。

(四)生殖器官的迅速发育与成熟

青春期少女第一性征的变化是在促性腺激素的作用下,卵巢增大,卵泡开始发育并分泌激素,生殖器官从幼稚型转变为成人型。阴阜隆起,大、小阴唇增厚并有色素沉着;阴道长度及宽度增加,阴道黏膜变厚并出现皱襞;子宫增大,尤其子宫体明显增大,子宫体与子宫颈的比例为 2∶1;输卵管变粗,弯曲度减小,黏膜出现许多皱襞与纤毛;卵巢增大,皮质内有不同发育阶段的卵泡,致使卵巢表面稍呈凹凸不平。此时虽已初步具有生育能力,但整个生殖系统的功能尚未完善。

(五)月经初潮与阴道分泌物

少女出现第 1 次生理性子宫出血为月经初潮,是青春期的重要标志。月经初潮平均晚于乳房发育 2.5 年,月经来潮提示卵巢产生的雌激素足以使子宫内膜增殖,在波动性变化的雌激素影响下,子宫内膜脱落出血。由于此时中枢对雌激素的正反馈机制尚未成熟,即使卵泡发育成熟也不能排卵,所以初潮后第 1~3 年,月经周期常不规则。到青春晚期,有周期性排卵,月经周期规律,已经具有生育功能。

(六)第二性征的发育

第二性征主要表现在乳房、毛发、体型、体力、嗓音、举止等方面。

1.乳房

乳房为第二性征最早出现的发育,平均为 10~11 岁,先于月经初潮。

2.阴毛

在乳房发育后出现。分为 5 期。

Ⅰ期:阴毛未发育。

Ⅱ期:大阴唇部位开始出现少许色浅而细软的阴毛。

Ⅲ期:阴毛变粗,颜色加深并开始呈现卷曲,且分布范围扩大,向耻骨联合处蔓延。

Ⅳ期:阴毛更多,但与成年女性相比仍较稀疏,范围也较小。

Ⅴ期:阴毛更多,呈倒三角形分布,基本与成年妇女相似。

3.腋毛

多在阴毛长全后出现,由稀疏到浓密,色素逐渐加深。

4.骨骼、肌肉与脂肪分布

女性皮下脂肪在臀、髋、胸及肩部更加丰满,形成女性特有的躯体健美外形。

5.嗓音

女孩的音调在青春期变高,比男子声音委婉动听,这是因为女性在变声期结束时声带短而薄。

青春期少女常见的健康问题包括：①青春期无排卵性功能失调性子宫出血、原发性闭经、痛经、青春期性发育迟缓、多毛症等；②生殖系统肿瘤如卵巢肿瘤等。

五、性成熟期（生育期）

性成熟期又称生育期，是卵巢生殖功能与内分泌功能最旺盛的时期。一般自18岁左右开始，历时约30年，此期妇女性功能旺盛，卵巢功能成熟并分泌性激素，可以规律的排卵。生殖器官各部位及乳房在卵巢分泌的性激素作用下发生周期性变化。

六、绝经过渡期

绝经过渡期指从开始出现绝经趋势直至最后一次月经的时期。一般从40岁后开始，历时短至1～2年，长至10～20年。表现为卵泡数目明显减少且易发生卵泡发育不全，卵巢体积逐渐缩小，卵巢生殖功能出现较早减退；继之内分泌功能减退，主要是雌激素和孕激素的变化，先是孕激素水平的下降，后是雌激素特别是雌二醇水平的逐渐降低，于是月经不规律，常表现为无排卵性月经。最终由于卵巢内卵泡自然耗竭或剩余的卵泡对垂体促性腺激素丧失反应导致卵巢功能衰竭，出现月经永久性停止，称为绝经。同时出现生殖器官萎缩和第二性征渐渐消退、女性体型逐渐消失，并表现如骨关节疼痛、疲乏、情绪易波动、失眠、潮热出汗、心悸等症状。这些症状的严重程度、持续时间的长短与很多因素，如遗传背景、受教育程度、职业、经济条件等有关。在此期需要关注雌激素降低后心血管疾病、骨质疏松、脑血管病变等老年退化性问题。同时注意常见妇科疾病如围绝经期综合征、无排卵性功能失调性子宫出血、恶性肿瘤等的发生。

七、绝经后期

绝经后期为绝经后的一段时期。在早期阶段，卵巢虽然停止分泌雌激素，但其间质仍能分泌少量的雄激素，此期由雄激素在外周转化而来的雌酮成为循环中的主要雌激素。妇女60岁后，生殖器官进一步萎缩老化，主要表现为雌激素水平低下，不足以维持女性第二性征，易发生老年性阴道炎，骨代谢失常引起骨质疏松，易发生骨折。

第二节　胚胎形成及附属物

妊娠是胚胎和胎儿在母体内发育成长的过程。成熟卵子受精是妊娠的开始，胎儿及其附属物自母体排出即为妊娠的终止。由一个受精卵发育成长为具备各项生命功能的个体，经历了非常复杂、变化极为协调的生理过程，期间胎儿附属物起了重要作用。

一、胚胎的形成及胎儿发育

（一）受精及着床

获能的精子与次级卵母细胞相遇于输卵管，结合形成受精卵的过程称为受精。受精发生在排卵后 12 小时内，整个受精过程约需 24 小时。晚期囊胚种植于子宫内膜的过程称受精卵着床。

1. 受精卵形成

精液射入阴道内，精子离开精液经子宫颈管、子宫腔进入输卵管腔，在此过程中精子顶体表面的糖蛋白被生殖道分泌物中的 α 淀粉酶、β 淀粉酶降解，同时顶体膜结构中胆固醇与磷脂比率和膜电位发生变化，降低顶体膜稳定性，此过程称为精子获能，需 7 小时左右。卵子（次级卵母细胞）从卵巢排出，经输卵管伞部进入输卵管内，当停留在输卵管壶腹部等待的精子与卵子相遇，精子头部顶体外膜破裂，释放出顶体酶（含顶体素、玻璃酸酶、酯酶等），溶解卵子外围的放射冠和透明带，称为顶体反应。借助酶的作用，精子穿过放射冠和透明带。只有发生顶体反应的精子才能与次级卵母细胞融合，精子头部与卵子表面接触时，卵子细胞质内的皮质颗粒释放溶酶体酶，引起透明带结构改变，精子受体分子变性，阻止其他精子进入透明带，这一过程称为透明带反应。穿过透明带的精子外膜与卵子胞膜接触并融合，精子进入卵子内。随后卵子迅速完成第二次减数分裂形成卵原核，卵原核与精原核融合，核膜消失，染色体相互混合，形成二倍体的受精卵，完成了受精过程。

受精后 30 个小时，受精卵借助输卵管蠕动和输卵管上皮纤毛推动向宫腔方向移动。同时开始进行有丝分裂，形成多个子细胞，称为分裂球。受透明带限制，分裂球子细胞虽增多，并不增大，以适应在狭窄的输卵管腔中移动。受精后 50 小时为 8 个细胞阶段，至受精后 72 小时分裂为 16 个细胞的实心细胞团，称为桑椹胚,随后早期囊胚形成。受精后第 4 天早期囊胚进入宫腔。受精后第 5～6 天早期囊胚的透明带消失,总体积迅速增大,继续分裂发育,晚期囊胚形成。

2.受精卵着床

受精卵着床经过定位、黏附和侵入 3 个过程。①定位:透明带消失,晚期囊胚以其内细胞团端接触子宫内膜,着床部位多在子宫后壁上部。②黏附:晚期囊胚黏附在子宫内膜,囊胚表面滋养细胞分化为两层,外层为合体滋养细胞,内层为细胞滋养细胞。③侵入:滋养细胞穿透并侵入子宫内膜、内 1/3 肌层及血管,囊胚完全埋入子宫内膜中且被内膜覆盖。

受精卵着床必须具备的条件:①透明带消失;②囊胚细胞滋养细胞分化出合体滋养细胞;③囊胚和子宫内膜同步发育且功能协调;④孕妇体内分泌足够量的孕酮,子宫有一个极短的窗口期允许受精卵着床。

任何因素干扰了受精卵形成、输送或着床的过程,可能导致以下情况发生。

(1)不孕:如男性无精、少精、弱精;子宫或输卵管发育异常、炎症粘连;卵巢排卵障碍等导致精子和卵子不能相遇于输卵管。

(2)输卵管妊娠:受精卵形成后,由于输卵管功能异常(炎症粘连、发育异常等),不能正常输送受精卵至子宫腔,受精卵着床于输卵管,导致异位妊娠。

(3)生化妊娠:指受精卵形成后,由于各种原因干扰了受精卵着床,表现为发生在妊娠 5 周内的早期流产,血中可以检测到人绒毛膜促性腺激素(human chorionic gonadotropin,HCG)升高,或者尿妊娠试验阳性,但超声检查看不到孕囊,提示受精卵着床失败,又被称为"亚临床流产"。

(二)胚胎、胎儿发育特征

临床工作中以孕周来表达妊娠时限。孕周从末次月经第 1 天开始计算,通常比排卵或受精时间提前 2 周,比着床提前 3 周;全过程约为 280 天(40 周)。妊娠 10 周(受精后 8 周)内的人胚称为胚胎,是器官分化、形成的时期。自妊娠 11 周(受精第 9 周)起称为胎儿,是生长、成熟的时期。

以 4 周(1 个妊娠月)为一个孕龄单位,描述胚胎及胎儿发育的特征。

4 周末:可以辨认出胚盘与体蒂。

8 周末:胚胎初具人形,头大,占整个胎体近一半。能分辨出眼、耳、鼻、口、手指及足趾,各器官正在分化发育,心脏已形成。

12 周末:胎儿身长约 9 cm,顶臀长 6～7 cm。外生殖器已可辨认性别。胎儿四肢可活动。

16 周末:胎儿身长约 16 cm,顶臀长 12 cm,体重约 110 g。从外生殖器可确认胎儿性别。头皮已长出毛发,胎儿已开始出现呼吸运动。皮肤菲薄呈深红色,无皮下脂肪。部分孕妇已能自觉胎动。

20 周末:胎儿身长约 25 cm,顶臀长 16 cm,体重约 320 g。皮肤暗红,出现胎脂,全身覆盖毳毛,并可见少许头发。开始出现吞咽、排尿功能。自该孕周起胎儿体重呈线性增长。胎儿运动明显增加。

24 周末:胎儿身长约 30 cm,顶臀长 21 cm,体重约 630 g。各脏器均已发育,皮下脂肪开始沉积,因量不多,皮肤呈皱缩状,出现眉毛和睫毛。细小支气管和肺泡开始发育。出生后可有呼吸,但生存力极差。

28 周末:胎儿身长约 35 cm,顶臀长 25 cm,体重约 1 000 g。皮下脂肪不多,皮肤粉红,表面覆盖胎脂。瞳孔膜消失,眼睛半张开。四肢活动好,有呼吸运动。出生后可存活,但易患特发性呼吸窘迫综合征。

32 周末:胎儿身长约 40 cm,顶臀长 28 cm,体重约 1 700 g。皮肤深红仍呈皱缩状。生活力尚可,出生后注意护理能存活。

36 周末:胎儿身长约 45 cm,顶臀长 32 cm,体重约 2 500 g。皮下脂肪较多,身体圆润,面部皱褶消失。指(趾)甲已达指(趾)端。出生后能啼哭及吸吮,生活力良好,能存活。

40 周末:胎儿身长约 50 cm,顶臀长 36 cm,体重约 3 400 g。皮肤呈粉红色,皮下脂肪多,外观体形丰满。足底皮肤有纹理。男性睾丸已降至阴囊内,女性大阴唇和小阴唇发育良好。出生后哭声响亮,吸吮能力强,能很好存活。

(三)药物及辐射对胚胎、胎儿发育的影响

在胚胎形成及胎儿发育时期,孕妇接触(摄入)某些致畸物会导致子代永久性的结构异常或功能损害。这些致畸物可分为化学性、物理性及生物性,其中药物和辐射是妊娠期最可能接触到的致畸物。

1.药物对胚胎、胎儿发育的影响

随着胎儿在母体内生长发育,胎儿建立自己的血液循环。通过胎盘的结构和功能,母儿之间进行充分的物质交换,既保证胚胎、胎儿的生长发育,同时妊娠期母体摄入的药物亦可通过胎盘进入胎儿体内。在临床上,一方面,可通过母体用药达到治疗胎儿的目的,如早产孕妇使用糖皮质激素以促进胎儿肺成熟,或母体用药治疗胎儿心律失常;另一方面,妊娠期药物使用不当也可对胎儿造成危害。

一般人群中新生儿出生缺陷的发生率为 2%～3%。根据美国食品和药品监督管理局(Food and Drug Administration,FDA)的数据,由药物导致的出生缺陷不到 1%。但国内外妊娠期用药仍是普遍的现象,据报道 40%～70%的孕妇在孕早期服用过（维生素片除外）平均2～3种药物。20世纪50年代末和60年代初，新药沙利度胺（反应停）为用于孕妇早孕反应的镇静剂和止吐剂，以后发现不少胎儿出生时有上肢短小、下肢合并呈海豹状，故称为海豹样畸形。20世纪70年代初，美国报道孕期应用人工合成的己烯雌酚可以增加后代阴道透明细胞腺癌和生殖道畸形的发生率。

妊娠期母体各系统器官生理性改变所致的母亲药物代谢动力学的特点、胎盘对药物的转运，以及胎儿药物代谢动力学的特点等都与妊娠期用药对胎儿的影响有关，而用药时的胎龄及所使用药物的性质更为重要。

（1）药物代谢与运转。

孕妇的药物代谢动力学特点：妊娠期为适应胎儿生长发育的需要，在多种激素影响下，母体各个系统均有明显的生理性改变，母体药物代谢动力学特点与非妊娠期有很大差异。①药物的消化与吸收：受孕激素的影响，妊娠期胃肠系统的张力和活动力减弱，排空延迟，药物在胃肠道停留时间长，吸收更完全。妊娠晚期增大的子宫压迫下肢，血液回流不畅，会影响药物经皮下或肌内注射的吸收，如需快速起作用，应采用静脉注射。②药物分布：从妊娠早期开始孕妇血容量增加，至妊娠32～34周达到高峰，以后持续至分娩。其中血浆容积增加约50%，多于血液有形成分的增加，血液呈稀释状态，药物吸收后稀释度也增加，为达到有效治疗浓度，药物需要量高于非孕期。③药物与蛋白结合：孕期血液稀释，单位体积血清蛋白含量降低，其中清蛋白下降尤为明显，药物与清蛋白结合减少，血液内游离药物增多，导致到达组织和通过胎盘的药物增多。④肝的代谢作用：妊娠期高雌激素水平使胆汁在肝脏中淤积，药物从肝脏清除减慢。⑤药物排出：妊娠早期肾血流量开始增加，最高达35%，肾小球滤过率增加50%，以后整个孕期维持高水平，药物从肾脏排出加速。

胎盘对药物的转运：药物进入胎儿体内主要通过胎盘，也可通过胎儿吞咽羊水，自胃肠道吸收少量药物。妊娠期几乎所有的药物都能通过胎盘，转运到胎儿体内，也能从胎儿再转运到母体。药物交换的速度与程度与绒毛面积呈正相关。妊娠晚期绒毛面积为中期妊娠的12倍，妊娠足月胎盘的绒毛表面积达12～14 m^2，不仅有利于物质交换，也使药物转运增加。药物本身的特点和母体胎儿循环中药物的浓度差是影响药物转运速度和程度的主要因素。相对分子质量小（<500）、脂溶度高、非结合的（与血浆蛋白结合率低）、非离子化程度高的药物容易通过胎盘。通过胎盘的速度与胎盘血流速度呈正相关。

胎儿的药物代谢动力学特点。①药物分布：胎儿的肝、脑等器官在身体的比例相对较大,血流最多,药物主要分布在这些器官。经胎盘交换后,胎儿大部分血流经肝脏分布至心和脑。这种血液循环特点,使药物到达心脏、肝脏和中枢神经系统的浓度增加。②药物与蛋白结合:胎儿血浆蛋白结合能力较低,且一种药物和蛋白结合后,可阻碍其他药物或体内内源性物质与蛋白结合,使胎儿体内游离型药物浓度增加。③药物代谢:胎儿肝脏线粒体酶系统功能低,分解药物的酶系活性不完善,对药物解毒能力极低。④药物排泄:胎儿肾脏功能发育不全,肾小球滤过率低,排泄缓慢,使药物在血内或组织内半衰期延长,消除率下降,容易引起药物在胎儿体内蓄积中毒。

(2)妊娠期药物致畸的影响因素:影响药物对胎儿作用最主要的因素是用药时的胎龄,同时还与药物的致畸性及胚胎接触药物的剂量和持续时间等有关。

用药时胎龄。①着床前期:指受精后2周内(停经后4周内),即孕卵着床前后是受精卵卵裂形成胚囊的时期。此期药物对胚胎的影响是"全"或"无"的效应。如果药物对胚胎有损害,表现为胚胎早期死亡,导致流产,即"全";否则,胚胎继续发育,不出现异常,即"无"。②胚胎期:受精后第3~8周(停经第5~10周)是胚胎各器官分化发育的阶段。此阶段对有害药物及其他致畸物敏感,可导致结构异常或胚胎死亡(自然流产),称为致畸高度敏感期。不同器官分化发育的关键时期对相应的有害药物敏感。③胎儿期:受精后第9周直至妊娠足月(停经第11周以后)是胎儿各器官继续发育成熟、功能完善的阶段。此期对致畸物的敏感性下降,仍有部分器官可能受到有害物质的损害,如神经系统、生殖系统,可表现为胎儿生长发育迟缓、某些特异性生理功能缺陷。

药物的致畸性:美国FDA根据药物对胎儿的危害性,将药物危害等级分为A、B、C、D、X级。①A级:对照研究显示无害,已证实此类药物对人胎儿无不良影响,妊娠期使用是安全的。如适量的维生素A、B族维生素、维生素C、维生素D、维生素E及叶酸等,但大剂量的维生素A可致畸,而成为X级药物。②B级:对人类无危害证据,动物试验对胎畜无害,但在人类尚无充分研究。如硫酸镁、胰岛素、泼尼松、地高辛、毛花苷C,以及青霉素类、头孢菌素类、大环内酯类、甲硝唑、乙胺丁醇等抗感染药。③C级:不能除外危害性,动物试验可能对胎畜有害或缺乏研究,在人类尚无有关研究。由于这一类药物问世时间不够长,或者较少在孕妇中应用,故难以有比较确切的结论。本类药物在权衡对孕妇的益处大于对胎儿的危害之后方可使用。如阿司匹林、倍他米松、地塞米松、氢化可的松、硝苯地平、呋塞米、甘露醇、异烟肼及大多数抗病毒药物、喹诺酮类药物等。④D级:有对胎儿危害的明确证据,在妊娠期特别是早期妊娠阶段尽可能不用。

尽管有危害性,但孕妇用药后有绝对的好处,如孕妇有严重疾病或受到死亡威胁急需用药时,仍可考虑应用。如氨基糖苷类、四环素类、抗肿瘤药物等。⑤X级:在动物或人类的研究均表明它可使胎儿异常,或根据经验认为在人或在人及动物,都是有害的药物。本类药物禁用于妊娠或将要妊娠的患者。如沙利度胺和己烯雌酚等。尽管这种建立于1979年的药物分级系统在指导孕期用药选择时起到一定作用,但FDA已意识到,这种主要建立在动物试验基础上的药物分级系统用于复杂的妊娠期临床治疗的选择是不足甚至是不当的。从2011年起FDA已筹划在循证基础上建立新的妊娠期及哺乳期用药分级系统。

(3)妊娠期用药原则:①提倡使用成熟的应用于临床的药物,尽量避免使用新药。多数新药的妊娠期用药安全信息有限。②小剂量用药有效时应避免大剂量用药,单一用药有效时应避免联合用药;严格掌握用药剂量和用药持续时间,注意及时停药。③妊娠期用药尽量选用A类、B类药物,孕早期尽量避免使用C类、D类药物。④如孕妇已用了某种可能致畸的药物,应根据用药剂量、持续时间及用药时孕周等因素综合考虑处理方案。早孕期间用过明显致畸药物可考虑终止妊娠。由于药物引起的畸形仅占先天畸形的1%,也不宜过分夸大孕期用药对胎儿的危害。任何终止妊娠的决定均需权衡利弊,谨慎考虑。

2.辐射对胚胎、胎儿发育的影响

妊娠期接触的辐射主要是医学影像检查,分为电离辐射(如X线、CT检查)和非电离辐射(如超声扫描术、磁共振成像检查)。电离辐射波长短,能量高,可改变DNA分子结构或产生自由基损伤组织。X线对胚胎、胎儿可能的危害包括流产、胎儿生长受限、小头畸形及智力发育障碍等。孕早期及妊娠期接触X线往往引起孕妇及家人的焦虑,甚至导致不必要的人工流产。事实上,X线导致的胎儿畸形发生率很低。

(1)电离辐射危害胚胎、胎儿的影响因素。①暴露于X线的时期:2003年国际放射防护委员会提出:妊娠8~15周胎儿对放射线敏感,易导致智力发育迟滞。射线量达0.1 Gy时,严重智力发育迟滞的风险为4%;射线量达1.5 Gy时,严重智力发育迟滞的风险为60%;妊娠16~25周,放射线对胎儿的影响较小;尚无证据显示放射线对孕8周前及25周后胚胎、胎儿的影响,即使放射剂量>0.5 Gy。②放射线剂量:X线剂量<0.05 Gy不增加胎儿畸形、发育迟缓及流产的风险;X线剂量<0.2 Gy未见明显的畸形。常规X线的诊断剂量很少超过0.1 Gy,0.1 Gy相当于1 000次胸部X线摄片的放射剂量。用于肿瘤放射治疗的放射剂量往往>2.5 Gy,可导致小头畸形、智力发育迟缓、眼发育异常及生长发育迟缓等。③X线检查器官距子宫的距离：被检查器官离胎儿越远，对胎儿的危害越小。侧位 X 线胸片检查是最常见的 X 线检查方式，胎儿接收到的放射剂量很少，约0.000 7 Gy；外伤后的四肢、头颅 X 线检查的放射量对胎儿影响也很小；腹部 X 线检查，由于胎儿直对 X 线，接受的射线量高，约 0.001 Gy。头颅 CT 检查是妊娠期神经系统疾病、子痫等常用的检查方法，由于远离胎儿，对其影响可忽略不计。胸部 CT 检查对肺栓塞的诊断价值较高，被多数胸科协会推荐用于妊娠期的诊断。腹部 CT 检查虽然对阑尾炎等腹部疾病有较大的诊断价值，但妊娠期使用仍有争议，可考虑使用腹部 MRI 检查。④其他：受检部位射线需穿透的厚度，设备型号、使用年限，技术方法等。

（2）超声影像技术：超声影像学技术的发展，促进了产科学及胎儿医学的发展，超声检查已成为产科临床工作不可缺少的诊断及辅助治疗技术。目前，无证据显示诊断剂量的超声检查对胎儿有辐射影响，但强调对孕妇进行有医学指征的超声检查。

（3）磁共振成像（magnetic resonance imaging，MRI）：MRI 为非电离辐射，能提供比超声更清晰的组织图像。2013 年美国放射学会有关 MRI 安全的专家共识是：胎儿发育不受 MRI 暴露的影响，妊娠期有指征的进行 MRI 检查是安全的。

（4）妊娠期影像学诊断技术使用原则：美国妇产科医师学会 2009 年对妊娠期放射线、超声、磁共振使用的技术指南如下。

单次诊断性 X 线检查的射线剂量不会对胎儿造成危害，特别是＜0.05 Gy射线剂量不增加流产和胎儿畸形的风险。

当有明确的医学指征时，高剂量的电离辐射诊断不应禁用于孕妇；但根据妊娠期的适应证，尽量选用非电离辐射技术，如超声、MRI 检查取代 X 线检查。

超声影像技术和 MRI 检查在孕期使用对胎儿无明确危害。

当孕妇接触多次诊断性 X 线检查后，放射专家对胎儿可能接受的放射量进行估算有助于胎儿安全性的评估。

妊娠期禁用放射性核素碘治疗。

X 线及 MRI 检查的对比剂有助于诊断，尚无胎儿危害的证据；但妊娠期仅在权衡对胎儿的利大于弊时才使用对比剂。

二、胎儿附属物

胎儿附属物包括胎盘、胎膜、脐带和羊水，它们对维持胎儿宫内的生命及生长发育起重要作用。

(一)胎盘

胎盘是最重要的胎儿附属物,胎儿-胎盘循环的建立是母胎之间物质交换的基础。胎盘具有气体交换、营养物质吸收、代谢物排泄、合成及免疫功能。

1.胎盘形成及足月胎盘

(1)胎盘的形成:晚期囊胚着床后,着床部位的滋养层细胞迅速分裂增殖,内层为细胞滋养细胞,是分裂生长的细胞;外层为合体滋养细胞,是执行功能的细胞,由细胞滋养细胞分化而来。滋养层内面有一层胚外中胚层,与滋养层共同组成绒毛膜。与底蜕膜相接触的绒毛营养丰富,发育良好,称为叶状绒毛膜。胎盘的主要结构叶状绒毛形成历经 3 个阶段。①初级绒毛:绒毛膜表面长出呈放射状排列的合体滋养细胞小梁,绒毛膜深部增生活跃的滋养细胞伸入其中,形成合体滋养细胞小梁的细胞中心索。②次级绒毛:初级绒毛继续增长,胚外中胚层长入细胞中心索,形成间质中心索。③三级绒毛:约在受精后第三周末,胚胎血管长入间质中心,绒毛内血管形成。一个初级绒毛干及其分支形成一个胎儿叶,一个次级绒毛干及其分支形成一个胎儿小叶。每个胎盘有 60~80 个胎儿叶、200 个胎儿小叶。

每个绒毛干中均有脐动脉和脐静脉,随着绒毛干一再分支,脐血管越来越细,最终形成胎儿毛细血管进入三级绒毛,此时,胎儿-胎盘循环建立。绒毛之间的间隙称绒毛间隙。在滋养细胞侵入子宫壁的过程中,子宫螺旋血管破裂,直接开口于绒毛间隙,绒毛间隙充满母体血液,游离绒毛悬浮于其中,母儿间物质交换在悬浮于母血的绒毛处进行。

(2)胎盘的结构:胎盘由胎儿部分的羊膜和叶状绒毛膜及母体部分的底蜕膜构成。①羊膜为附着在胎盘胎儿面的半透明薄膜。羊膜光滑,无血管、神经及淋巴。正常羊膜厚 0.02~0.05 mm,电镜见上皮细胞表面有微绒毛,使羊水与羊膜间进行交换。②叶状绒毛膜为胎盘的主要结构。③底蜕膜来自胎盘附着部位的子宫内膜,占胎盘的一小部分。固定绒毛的滋养层细胞与底蜕膜共同形成绒毛间隙的底,称为蜕膜板。从此板向绒毛膜伸出蜕膜间隔,不超过胎盘厚度的2/3,将胎盘母体面分成肉眼可见的 20 个左右母体叶。

(3)足月胎盘:妊娠足月胎盘呈盘状,多为圆形或椭圆形,平均重量 470 g,直径约 22 cm,中央厚度约 2.5 cm,边缘薄。胎盘分胎儿面和母体面。胎儿面被覆羊膜,呈灰白色,光滑半透明,脐带动、静脉从胎盘脐带附着处分支向四周呈放射状分布直达胎盘边缘,脐动脉位于脐静脉上,其分支穿过绒毛膜板,进入绒毛干及其分支。母体面呈暗红色,被蜕膜间隔形成的若干浅沟分成母体叶。

妊娠晚期,母体子宫螺旋动脉的血液以每分钟约 500 mL 流量进入绒毛间隙,胎儿血液同样以每分钟约 500 mL 流量流经胎盘;妊娠足月胎盘的绒毛表面积达 12～14 m²,相当于成人肠道总面积。母儿之间有一个巨大的交换面积,胎儿体内含氧量低、代谢废物浓度高的血液经脐动脉流至绒毛毛细血管,与绒毛间隙中的母血进行物质交换后,脐静脉将含氧量高、营养物质丰富的血液带回胎儿体内,以保证胎儿宫内生长发育。胎儿血和母血不直接相通,之间隔有绒毛毛细血管壁、绒毛间质及绒毛滋养细胞层,构成母胎界面,有胎盘屏障作用。

2.胎盘功能

胎盘介于胎儿与母体之间,是维持胎儿宫内生长发育的重要器官。具有物质交换、防御、合成及免疫功能。

(1)物质交换功能:包括气体交换、营养物质供应和排出胎儿代谢产物。物质交换及转运方式如下。①简单扩散:物质通过细胞膜从高浓度区扩散至低浓度区,不消耗能量,如氧气、二氧化碳、水、钠、钾电解质等。②易化扩散:物质通过细胞膜从高浓度区向低浓度区扩散,不消耗能量,但需特异性载体转运,如葡萄糖的转运。③主动运输:物质通过细胞膜从低浓度区逆方向扩散至高浓度区,需要消耗能量及特异性载体转运,如氨基酸、水溶性维生素及钙、铁等。④其他:较大物质,如大分子蛋白质、免疫球蛋白等可通过细胞膜裂隙,或通过细胞膜内陷吞噬,形成小泡向细胞内移动等方式转运。

气体交换:母胎间氧气和二氧化碳在胎盘中以简单扩散方式交换,相当于胎儿呼吸系统的功能。①氧交换:母体子宫动脉血氧分压为 12.67～13.33 kPa(95～100 mmHg),绒毛间隙内血氧分压为 5.33～6.67 kPa(40～50 mmHg),而胎儿脐动脉血氧分压于交换前为 2.67 kPa(20 mmHg),经绒毛与绒毛间隙的母血进行交换后,胎儿脐静脉血氧分压为 4.00 kPa(30 mmHg)以上,氧饱和度达 70%～80%,母体每分钟可供胎儿氧 7～8 mL/kg。尽管氧分压升高不多,但胎儿血红蛋白对氧气的亲和力强,能从母血中获得充分的氧气。②二氧化碳交换:母体子宫动脉血二氧化碳分压为 4.27 kPa(32 mmHg),绒毛间隙内血二氧化碳分压为 5.07～5.60 kPa(38～42 mmHg),较胎儿脐动脉血二氧化碳分压稍低,但二氧化碳的扩散速度比氧气快 20 倍,故胎儿二氧化碳容易通过绒毛间隙直接向母体迅速扩散。

营养物质供应:葡萄糖是胎儿代谢的主要能源,以易化扩散方式通过胎盘,胎儿体内的葡萄糖均来自母体。氨基酸、钙、磷、碘和铁以主动运输方式通过胎盘。脂肪酸、钾、钠、镁，维生素 A、维生素 D、维生素 E、维生素 K 以简单扩散方式通过胎盘。胎盘中还含有多种酶(如氧化酶、还原酶、水解酶等)，能将复杂化合物分解为简单物质，如将蛋白质分解为氨基酸、脂质分解为脂肪酸等，也能将简单物质合成后供给胎儿，如葡萄糖合成糖原、氨基酸合成蛋白质等。

排出胎儿代谢产物：胎儿代谢产物如尿酸、肌酐、肌酸等，经胎盘转输入母血，由母体排出体外。

(2)防御功能：胎盘屏障的防御作用极为有限。各种病毒(如风疹病毒、巨细胞病毒等)及大部分药物均可通过胎盘。细菌、弓形体、衣原体、螺旋体不能通过胎盘屏障，但可在胎盘部位形成病灶，破坏绒毛结构后进入胎体感染胚胎及胎儿。母血中免疫抗体如免疫球蛋白 G 与能通过胎盘，使胎儿在生后短时间内获得被动免疫力。

(3)合成功能：胎盘合体滋养细胞能合成多种激素、酶和细胞因子，对维持正常妊娠起重要作用。激素有蛋白、多肽和甾体激素，如人绒毛膜促性腺激素、人胎盘催乳素、雌激素、孕激素等。酶有缩宫素酶、耐热性碱性磷酸酶等。另外还能合成前列腺素、多种神经递质和多种细胞因子与生长因子。

人绒毛膜促性腺激素：为相对分子质量为 36 700 的糖蛋白，与 FSH、LH 和促甲状腺激素一样，均由 α、β 亚基组成，α 亚基几乎相同，相互间能发生交叉反应，β-HCG 亚基羧基端最后的 24 个氨基酸片段为其所特有，故临床利用 β-HCG 的特异抗血清测定母体血清 β-HCG。受精后第 6 天滋养细胞开始分泌微量 HCG，在受精后 10 天可自母血清中测出，成为诊断早孕的最敏感方法。着床后 10 周血清 HCG 浓度达高峰，持续约 10 天迅速下降，至妊娠中晚期血清浓度仅为峰值的 10%，产后 2 周内消失。HCG 的功能：①维持月经黄体寿命，使月经黄体增大成为妊娠黄体，增加甾体激素的分泌以维持妊娠；②促进雄激素芳香化转化为雌激素，同时能刺激孕酮的形成；③抑制植物血凝素对淋巴细胞的刺激作用，HCG 能吸附于滋养细胞表面，以免胚胎滋养层被母体淋巴细胞攻击；④刺激胎儿睾丸分泌睾酮，促进男胎性分化；⑤能与母体甲状腺细胞促甲状腺激素 (thyroid stimulating hormone, TSH)受体结合，刺激甲状腺活性。

人胎盘催乳素：为相对分子质量 22 279 的单链多肽激素，有 191 个氨基酸。妊娠 5～6 周用放射免疫分析方法可在母体血浆中测出人胎盘催乳素，随妊娠进展其分泌量持续增加，至妊娠 34～36 周达高峰并维持至分娩，产后迅速下降，产后 7 小时测不出。人胎盘催乳素的功能：①促进乳腺腺泡发育，刺激乳腺上皮细胞合成乳清蛋白、乳酪蛋白和乳珠蛋白，为产后泌乳做准备；②有促进胰岛素生成作用,使母血胰岛素增高;③通过脂解作用提高游离脂肪酸、甘油浓度,以游离脂肪酸作为能源,抑制对葡萄糖的摄取,使多余葡萄糖运送给胎儿,成为胎儿的主要能源,也为蛋白质合成的能量来源;④抑制母体对胎儿的排斥作用。

雌激素:妊娠早期由卵巢黄体产生,妊娠10周后主要由胎儿-胎盘单位合成。至妊娠末期,雌三醇值为非妊娠妇女的1 000倍,雌二醇及雌酮值为非妊娠妇女的100倍。雌激素生成过程:母体胆固醇在胎盘内转变为孕烯醇酮后,经胎儿肾上腺胎儿带转化为硫酸脱氢表雄酮,再经胎儿肝内16α-羟化酶作用,形成16α-羟基硫酸脱氢表雄酮后,在胎盘合体滋养细胞硫酸酯酶作用下,去硫酸根形成16α-羟基硫酸脱氢表雄酮,随后经胎盘芳香化酶作用成为16α-羟基雄烯二酮,最终形成游离雌三醇。

孕激素:妊娠早期由卵巢妊娠黄体产生。妊娠8~10周,胎盘合体滋养细胞是产生孕激素的主要来源。母血孕酮值随妊娠进展逐渐增高,至妊娠足月达312~624 nmol/L,其代谢产物为孕二醇,24小时尿排出值为35~45 mg。孕激素在雌激素协同作用下,对妊娠期子宫内膜、子宫肌层、乳腺及母体其他系统的生理变化起重要作用。

缩宫素酶:为相对分子质量约300 000的糖蛋白。随妊娠进展逐渐增多,至妊娠末期达高值。主要作用是灭活缩宫素分子,维持妊娠。当胎盘功能不良,如死胎、子痫前期、胎儿生长受限时,血中缩宫素酶降低。

细胞因子与生长因子:如表皮生长因子、神经生长因子、类胰岛素生长因子、肿瘤坏死因子-α,白介素-1、白介素-2、白介素-6、白介素-8等,上述因子在胚胎和胎儿营养及免疫保护中起一定作用。

(4)免疫功能:胎儿是同种半异体移植物。正常妊娠母体能容受、不排斥胎儿,其具体机制目前尚不清楚,可能与早期胚胎组织无抗原性、母胎界面的免疫耐受及妊娠期母体免疫力低下有关。

(二)胎膜

1.胎膜的组成

胎膜是由外层的平滑绒毛膜和内层的羊膜组成。囊胚表面非着床部位的绒毛膜在发育过程中缺乏营养,逐渐退化萎缩成平滑绒毛膜。羊膜为无血管膜,结实、坚韧而柔软,与覆盖胎盘、脐带的羊膜层相连。至妊娠晚期平滑绒毛膜与羊膜轻轻贴附并能分开。

2.胎膜的作用

胎膜的重要作用是维持羊膜腔的完整性,对胎儿起到保护作用。胎膜能转运溶质和水,参与羊水平衡的维持;能合成血管活性肽、生长因子和细胞因子,参与血管张力的调节。胎膜含大量花生四烯酸(前列腺素前身物质)的磷脂,且含能催化磷脂生成游离花生四烯酸的溶酶体,在分娩发动上有一定作用。

(三)脐带

1.脐带的组成

脐带是连接胎儿与胎盘的条索状组织,胎儿借助脐带悬浮于羊水中。足月妊娠的脐带长 30～100 cm,平均约 55 cm,直径 0.8～2.0 cm。脐带表面有羊膜覆盖,呈灰白色,内有一条脐静脉,两条脐动脉,脐血管周围为含水量丰富的来自胚外中胚层的胶样组织,有保护脐血管的作用。

2.脐带的作用

脐带是母胎间物质交换的重要通道。脐动脉将胎儿体内含氧量低、代谢废物浓度高的血液带至胎盘,与绒毛间隙中的母血进行物质交换后,脐静脉将含氧量高、营养物质丰富的血液带回胎儿体内,以保证胎儿宫内生长发育。

(四)羊水

充满在羊膜腔内的液体称为羊水,是胎儿生存的空间。

1.羊水来源和组成

(1)羊水的来源:①妊娠早期的羊水主要来自母体血清经胎膜进入羊膜腔的透析液;②妊娠中期以后,胎儿尿液成为羊水的主要来源,使羊水的渗透压逐渐降低;③妊娠晚期胎儿肺参与羊水的生成,每天 600～800 mL 的液体从肺泡分泌至羊膜腔;④羊膜、脐带胶质及胎儿皮肤渗出液体,但量少。

(2)羊水的吸收:①约 50% 由胎膜完成;②胎儿吞咽羊水,足月妊娠胎儿每天可吞咽羊水 500～700 mL;③脐带每小时能吸收羊水 40～50 mL;④孕 20 周前,胎儿角化前皮肤有吸收羊水的功能,但量很少。

(3)母体、胎儿、羊水三者间的液体平衡:羊水在羊膜腔内不断进行液体交换,以保持羊水量相对恒定。母儿间的液体交换主要通过胎盘,每小时约 3 600 mL。母体与羊水的交换主要通过胎膜,每小时约 400 mL。羊水与胎儿间主要通过胎儿消化系统、呼吸系统、泌尿系统及角化前皮肤进行交换。

(4)羊水量、性状及成分:妊娠期羊水量逐渐增加,妊娠 38 周约 1 000 mL,此后羊水量逐渐减少。妊娠 40 周羊水量约 800 mL。过期妊娠羊水量明显减少,可减少至 300 mL 以下。妊娠早期羊水为无色澄清液体;妊娠足月羊水略混浊、不透明,可见羊水内悬有白色小片状物(胎脂、胎儿脱落上皮细胞、毛发、少量白细胞、清蛋白、尿酸盐等),提示胎儿已成熟。羊水中含大量激素和酶。足月妊娠时羊水比重为 1.007～1.025,pH 约为 7.20,内含水分 98%～99%,1%～2% 为无机盐及有机物。

2.羊水的功能

(1)保护胎儿:羊膜腔内恒温,适量的羊水对胎儿有缓冲作用,避免胎儿受到挤压,防止胎儿肢体粘连,避免子宫肌壁或胎儿对脐带直接压迫致使胎儿窘迫。临产宫缩时,羊水能使宫缩压力均匀分布,避免胎儿局部受压而导致胎儿窘迫。胎儿吞咽或吸入羊水可促进胎儿消化道和肺的发育,孕期羊水过少可引起胎儿肺发育不良。

(2)保护母体:妊娠期减少胎动所致的不适感;临产后,前羊水囊借助楔形水压扩张宫口及阴道;破膜后羊水冲洗阴道,减少感染机会。

第二章　妇产科内镜及其应用

第一节　胎儿镜检查

胎儿镜检查是用直径 0.5～2 mm 的纤细光纤内镜,以套管针通过孕妇腹壁穿刺,经子宫壁进入羊膜腔,观察胎儿形体,采集脐血或胎儿组织等进行各种相关检查,以及对胎儿进行宫内治疗的方法。近年来,国内已有医院陆续开展了胎儿镜的检查和治疗,取得了较好的效果。但此项检查为有创检查,目前临床上尚未得到普及应用。

一、适应证

(1)怀疑胎儿体表畸形:超声诊断困难或者高度怀疑存在体表畸形,如唇腭裂、多指(趾)、并指(趾)、脊柱裂、脑脊膜膨出、腹裂、外生殖器畸形。

(2)抽取脐血:协助诊断胎儿有无镰状细胞贫血、地中海贫血、遗传性免疫缺陷、血友病和酶缺陷等遗传性疾病,鉴别胎儿血型(Rh 及 ABO),染色体分析等。

(3)胎儿活体组织检查(简称活检):如胎儿皮肤及肌肉活检,可发现鱼鳞病等遗传性皮肤病。

(4)其他的胎儿畸形:如胎儿先天性膈疝、胎儿后尿道瓣膜病变、胎儿脑积水等。

(5)双胎输血综合征 II、III 期治疗。

(6)单卵多胎妊娠的选择性减胎。

二、禁忌证

(1)有先兆流产症状。

(2)体温高于 37.5 ℃。

（3）有出血倾向（血小板$\leq 70\times 10^9$/L，凝血功能检查异常）。

（4）有急性盆腔炎或宫腔感染征象。

（5）无明显指征的单纯性别鉴定。

三、胎儿镜检查时间

一般检查时间根据羊水量、胎儿大小、脐带粗细和检查目的而定。一般来说，妊娠 15～17 周时，羊水达足够量，胎儿也较小，适宜观察胎儿外形。妊娠 18～22 周时，羊水继续增多，脐带增粗，适宜做脐血取样及胎儿宫内治疗。妊娠 22 周后，羊水透明度下降，不利于胎儿外形的观察。

四、操作步骤

（1）术前按下腹部手术常规备皮，排空膀胱，术前 10 分钟肌内注射哌替啶 10 mg。手术需在手术室进行，采用局麻或全身麻醉，孕妇取仰卧位。

（2）在 B 超引导下选择穿刺点，一般选择子宫体部无胎盘附着区；要求套管刺入子宫时能避开胎盘且面对胎儿腹侧，尽可能靠近脐带，手术严格无菌操作。

（3）常规消毒腹部皮肤，根据穿刺套管直径，在下腹部脐耻之间做相应大小的皮肤切口，深达皮下。助手协助固定子宫，在皮肤切口垂直穿刺套管针，进入羊膜腔后抽出针芯，见羊水涌出，先抽取羊水 15 mL 送检，再换上胎儿镜，进行相应的诊断和治疗。

（4）接上冷光源观察胎儿外形；根据检查目的抽脐血、胎儿活检或实施治疗。

（5）检查完毕，将胎儿镜连同套管退出，纱球压迫腹壁穿刺点 5 分钟，包扎。平卧 3～5 小时，观察母体脉搏、血压、胎心率、有无子宫收缩及有无羊水及血液溢漏。因子宫肌松弛不利于子宫壁创口闭合，有发生羊水溢出导致流产的风险，因此一般不用抑制宫缩药物。

五、注意事项

（1）术前超声定位胎盘位置，选择后壁胎盘患者进行手术。如为前壁胎盘则需要胎儿镜转换器进行操作，手术相对较困难。

（2）穿刺时尽量避开胎盘附着部位。

（3）术中尽可能远离脐带根部的大血管，激光凝结时需要小心操作，距离胎盘血管约 1 cm 处进行操作。

（4）如穿刺透过胎盘需要监测胎盘出血的情况，及时发现胎盘后血肿、绒毛膜后血肿及羊膜后血肿。

(5)需要有经验的超声医师与手术医师的配合,指导穿刺孔位置并且对于胎儿情况进行连续的监测。

(6)根据手术情况酌情应用抗生素。

(7)肥胖患者需要认真评估手术的风险。

(8)术中羊水污染(胎盘出血)或者羊水有污染导致视野不清晰,以致手术失败。

(9)胎儿活动频繁可能影响手术操作,导致手术失败。

(10)操作要轻柔、仔细。胎儿镜检查容易引起羊膜腔感染、出血、胎盘及胎儿损伤、流产及胎死宫内等并发症,操作前应与患者及家属充分沟通,理解手术风险及可能出现的并发症。

六、并发症

(一)感染

胎儿镜检查是经体表进入羊膜腔的有创检查方法,可引起母体和胎儿的感染。术后发热、腹部疼痛、白细胞计数升高,甚至羊水细菌培养阳性是孕妇或胎儿感染的征兆。确诊后抗感染治疗。

(二)出血

胎儿镜检查过程中损伤腹壁或子宫壁血管可引起出血。手术后出血,患者可出现腹部疼痛、腹壁血肿。视出血量采取相应处置。

(三)引起流产或胎儿死亡

手术过程损伤胎盘和脐带或者造成羊水渗漏,可引起流产或胎儿死亡。

(四)羊水渗漏

羊水由穿刺点漏出羊膜囊外,沿羊膜-子宫壁间隙渗出,经子宫颈、阴道流出体外。若术后阴道流水增多,应考虑羊水渗漏,取阴道后穹隆处液体测酸碱度。若 pH＞7 或有羊齿状结晶,可诊断。不需特殊处理,临床上可按胎膜早破保守治疗。

(五)周围脏器损伤

周围脏器损伤如肠管损伤等。

七、胎儿镜手术

经胎儿镜行胎儿宫内手术是近年发展的一门新技术,我国尚未普遍开展。

目前主要的适应证如下。①选择性减胎:对多胎妊娠中先天异常的胎儿实施胎儿镜减胎术,保留正常胎儿。②双胎输血综合征:胎儿镜下激光凝固吻合支血管。③宫内输血:借助胎儿镜经脐静脉对严重溶血性贫血胎儿行宫内输血。

第二节 阴道镜检查

阴道镜是一种体外双目立体放大镜式的光学窥镜,可将局部放大 10～40 倍。其用于外阴、阴道和子宫颈上皮结构及血管形态的观察,可以发现与癌有关的异型上皮、异型血管,指导可疑病变部位的定位活检,辅助诊断宫颈上皮内瘤变(cervical intraepithelial neoplasia,CIN)及早期子宫颈癌,也用于外阴皮肤和阴道黏膜的相应病变和相关疾病的观察,以提高子宫颈疾病及外阴阴道疾病的确诊率。阴道镜分为 3 种:光学阴道镜、电子阴道镜和光-电一体的阴道镜,均可与计算机和监视器相连。现代电子阴道镜由摄像机、监视屏、冷光源、支架及一些辅助配件构成,可将被检查的部位显示在监视屏上进行观察。阴道镜观察不到子宫颈管,对鳞-柱移行带位于子宫颈管内者(多发生在绝经后)的应用受到限制。

一、适应证

(1)子宫颈刮片细胞学检查巴氏 Ⅱ 级以上及宫颈细胞学诊断标准示低级别鳞状上皮内病变及以上、非典型鳞状上皮伴人乳头瘤病毒(human papilloma virus,HPV)DNA 阳性或异常腺细胞者。

(2)HPV DNA 检测 16 型或 18 型阳性者。

(3)临床可疑病史或体征:如接触性出血、异常排液,子宫颈外观异常如慢性子宫颈炎(子宫颈假性糜烂或不对称糜烂、息肉)、白斑、红区或可疑癌等。

(4)子宫颈锥切术前确定病变范围。

(5)可疑病变处指导性活检。

(6)子宫颈糜烂、尖锐湿疣等。

(7)慢性子宫颈炎长期治疗无效。

(8)阴道和外阴病变:阴道和外阴上皮内瘤变、早期阴道癌、阴道腺病、梅毒、结核、尖锐湿疣等。

（9）子宫颈、阴道及外阴病变治疗后复查和评估。

（10）其他如 CIN 及早期子宫颈癌术前了解阴道壁受累情况等。

二、操作步骤

阴道镜检查前应排除阴道毛滴虫、假丝酵母、淋病奈瑟菌等感染。检查部位出血或阴道、子宫颈急性炎症，不宜进行检查，应先治疗。检查前 24 小时内应避免阴道、子宫颈操作及治疗（冲洗、上药、妇科检查、活检、性交等），以减少对检查部位的刺激和干扰。遇有检查部位出血或阴道、子宫颈急性炎症，不宜进行检查。

（1）患者取膀胱截石位，用生理盐水湿润阴道窥器（不使用润滑剂），暴露子宫颈穹隆部及阴道穹隆部。首先肉眼检查子宫颈形态、大小、色泽，有无糜烂、白斑、赘生物，以及分泌物性质等。棉球轻轻擦除子宫颈分泌物。

（2）调整阴道镜和检查台高度以适合检查，将镜头放置距外阴 10 cm 的位置（镜头距子宫颈 15～20 cm 处），镜头对准子宫颈或病变部位，打开光源（使用电子阴道镜，连接好监视器），调节阴道镜物镜焦距使物像清晰。先用低倍镜观察子宫颈外形、颜色、血管及有无白斑。必要时用绿色滤光镜片放大 20 倍观察，使血管图像更清晰；进行更精确的血管检查时，可加红色滤光镜片。

（3）为区分正常与异常、鳞状上皮和柱状上皮，可借助以下溶液。①3％醋酸溶液（蒸馏水 97 mL＋纯冰醋酸 3 mL）：即醋酸白试验，用 3％醋酸棉球浸湿子宫颈表面，使柱状上皮迅速肿胀、发白，呈葡萄状改变，数秒后，鳞-柱状上皮交界处非常清晰。原位癌时，细胞含蛋白质较多，涂醋酸后蛋白质凝固，上皮变白。②碘溶液（蒸馏水 100 mL＋碘 30 g＋碘化钾 0.6 g）：即碘试验，用复方碘溶液棉球浸湿子宫颈，使富含糖原的成熟鳞状上皮被碘染成棕褐色，称为碘试验阳性；未成熟化生上皮、角化上皮及非典型增生上皮、癌变上皮内不含糖原而均不被碘着色，柱状上皮因雌激素水平低也不着色，称为碘试验阴性。观察不着色区域的分布，在异常图像部位或可疑病变部位取多点活检送病理检查。③40％三氯醋酸（蒸馏水 60 mL＋纯三氯醋酸 40 mL）：使尖锐湿疣呈刺状突起，与正常黏膜界限清楚。

（4）观察内容：子宫颈大小，糜烂样组织范围，子宫颈黏膜有无外翻；上皮有无异常、病变范围；血管形态、毛细血管间距离等。

三、结果判断

(一)正常图像

正常图像包括上皮图像及血管图像。

1.正常上皮图像

正常上皮可见3种变化。①鳞状上皮:粉红色,光滑。醋酸白试验上皮不变色,碘试验阳性。②柱状上皮:原始鳞-柱状上皮交界处位于子宫颈管外口(柱状上皮外移),镜下明显呈微小乳头状。醋酸白试验后,乳头肿胀呈葡萄状,涂碘不着色。乳突合并炎症时,可见表面血管增多、水肿,临床上将这种柱状上皮称为假性糜烂。绝经后,女性激素减少,原始鳞-柱状上皮交界处回缩至子宫颈管内,一般在镜下无法见到。③正常转化区:又称移行带区,是原始鳞-柱状上皮交界处与生理鳞-柱状上皮交界处之间的化生区。阴道镜下见毛细血管丰富,形态规则,呈树枝状;由化生上皮环绕柱状上皮形成葡萄状小岛,为厚度不等的新生鳞状上皮,呈粉红色;在化生上皮区内可见针眼状的凹陷,为腺体开口,常被新生上皮覆盖致黏液潴留而形成潴留囊肿(子宫颈腺囊肿),呈环形灰色斑。醋酸白试验后化生上皮与圈内的柱状上皮界限明显。涂碘后,碘着色深浅不一。病理学检查为鳞状上皮化生。

2.正常血管图像

血管图像为均匀分布的微小血管点。

(二)异常图像

异常图像包括上皮及血管的异形改变,几乎均出现在转化区内,碘试验均为阴性。

1.上皮图像变化

分为3种异常情况,具体如下。①白斑:又称单纯性白斑、真性白斑、角化病。呈白色斑片,边界清楚,略隆起,表面无血管,不涂醋酸也可见;病理学检查为角化不全或角化过度,故又称角化病,有时为HPV感染所致。在白斑深层或周围可能有恶性病变,应常规取活检。②白色上皮:涂醋酸后呈白色斑块,边界清楚,无血管区多为化生上皮或棘上皮。白色上皮越厚,细胞不典型性越明显。有时,HPV亚临床感染亦呈白色上皮改变。病理学检查可能为化生上皮或上皮内瘤变。③角化腺开口:分5型。Ⅰ型:腺口凹凸无白环。Ⅱ型:腺口周围呈细白环。Ⅲ型:腺口呈边界模糊不隆起的白环。Ⅳ型:腺口呈周围粗大明显隆起的白环。Ⅴ型:腺口呈明显实性白点(白色腺体)。白色腺体及其开口处白环主要见于炎症及不典型增生,大而成堆的白色腺体结合其他异常图像应考虑原位癌及早期浸润癌。

2.血管图像改变

可见 3 种异常。①点状血管:血管异常增生的早期变化,是位于乳头中的毛细血管,表现为醋酸白试验显示有极细的红色小点(点状毛细血管),常与上皮性质有关。细点状血管与低级别上皮内瘤变或炎症有关;粗点状血管常与高级别上皮内瘤变和原位癌有关。②镶嵌:又称白斑镶嵌。由与表面平行的血管构成,血管之间为病变上皮,形成不规则镶嵌。醋酸白试验呈白色,边界清。若表面呈不规则凸起,将血管推向四周,提示细胞增生过速,应注意癌变。病理学检查常为上皮内瘤变。③异型血管:血管管径、大小、形态、分支、走向及排列等不规则,血管间距离明显增大,分布紊乱,形态各异,可呈螺旋形、逗点形、发夹形、树叶形、线球形、杨梅形等改变。病理学检查可以为各种级别的宫颈上皮内瘤变及浸润癌。

(三)早期子宫颈浸润癌

常见白色醋酸上皮、点状血管、镶嵌的"三联征"。白色醋酸上皮浓厚,呈灰白色、牡蛎白或黄白色,表面结构不清,呈云雾状、脑回状、猪油状,表面稍高或稍凹陷。白色醋酸上皮出现快,持续时间长,通常＞3 分钟,病变广泛。点状血管和(或)镶嵌粗大而不规则。局部血管异常增生,血管扩张,失去正常血管分支形态,间距增加,走向紊乱,形态特殊,血管突破镶嵌结构是早期的先兆征象,可见异型血管呈螺旋形、发夹形、逗点形、蝌蚪形等。醋酸白试验后,表面呈玻璃样水肿或熟肉状,常合并有异形上皮。碘试验阴性或着色极浅。

四、临床应用价值

(1)阴道镜最主要的临床应用价值是进一步评价异常细胞学检查。由于阴道镜检查不能观察细胞的细微结构,只能观察病变引起的局部上皮及血管的形态学改变,因此,不能确诊病变性质,只能提供可能的病变部位。凡阴道镜检查怀疑子宫颈、阴道癌变,均应在阴道镜指导下行活检,根据病理学明确诊断,提高活检的阳性率。

(2)子宫颈刮片细胞学检查和阴道镜检查的联合应用,可以提高子宫颈癌的早期诊断水平,对指导子宫颈活检、早期诊断子宫颈癌有重要临床价值。细胞学检查阳性而活检阴性者,应做阴道镜检查。

第三节　宫腔镜检查与治疗

宫腔镜是一种用于宫腔及子宫颈管病变诊断和治疗的妇科内镜。应用膨宫介质扩张宫腔,通过插入宫腔的光导玻璃纤维直接观察或连接于摄像系统和监视屏幕,将宫腔、子宫颈管内图像放大显示,观察子宫颈管、子宫颈内口、子宫内膜及输卵管开口的生理与病理变化,诊断宫腔及子宫颈管病变的检查方式称为宫腔镜检查术。宫腔镜分硬镜和软镜,硬镜又有直管镜和弯管镜之分。根据临床的不同需要,镜体的直径有所不同,有细至 2 mm 的宫腔镜,可在无须扩张子宫颈管的情况下进行检查。大多数宫腔和子宫颈管病变可以在宫腔镜检查的同时进行治疗。镜下针对病变组织直观、准确地行子宫内膜定位活检并送病理检查,避免或减少盲目诊断性刮宫。同时也可直接在宫腔镜下手术治疗。

一、适应证

可疑宫腔内的病变,均为宫腔镜检查的适应证。

(1)异常子宫出血。

(2)宫腔内占位性病变。

(3)宫内节育器异常及宫内异物。

(4)不孕、不育。

(5)宫腔粘连。

(6)子宫畸形。

(7)宫腔影像学检查异常。

(8)宫腔镜术后相关评估。

(9)阴道排液和(或)幼女阴道异物。

(10)子宫内膜癌和子宫颈管癌手术前病变范围观察及镜下取活检。

二、禁忌证

(1)绝对禁忌证:无。

(2)相对禁忌证:①体温>37.5 ℃;②子宫活跃性大量出血、重度贫血;③急性、亚急性生殖道或盆腔炎症;④近期(3 个月内)有子宫穿孔史;⑤宫腔过度狭小或子宫颈管狭窄、坚硬、难以扩张;⑥浸润性子宫颈癌、生殖道结核未经抗结核治疗;⑦严重的内、外科合并症不能耐受手术者。

三、操作步骤

(一)术前准备及麻醉

1.检查时间

月经干净后 1 周内为宜。此时子宫内膜处于增生期早期,内膜薄且不易出血,黏液分泌少,宫腔病变易见。

2.常规检查及阴道准备

仔细询问病史,进行全身检查、妇科检查、子宫颈脱落细胞学检查及阴道分泌物检查。

3.术前禁食

根据麻醉方法决定是否禁食。在局部浸润麻醉和镇痛时,无需禁食;在施行区域麻醉或全身麻醉时,需要禁食 6～8 小时;另外,单极电切(凝)手术前应排空肠道。

(二)术时处理

1.麻醉

应根据患者年龄、子宫颈条件、是否存在合并症、对疼痛的耐受性;术前对手术难度、时间的预计,以及手术器械条件等因素综合评价后确定。宫腔镜检查一般无须麻醉或行子宫颈局部麻醉;宫腔镜手术多采用静脉麻醉或硬膜腔外麻醉。

2.能源

高频电发生器为宫腔镜手术最常选用的能源。有单极、双极电切及电凝之分。激光和微波也可用于宫腔镜手术。手术前安装好能源,在体外测试后,再进入宫腔内操作。

3.膨宫介质的选择

膨宫介质的选择取决于所选用能源种类。常选用生理盐水和 5％葡萄糖液。使用双极电凝或电切时,应选用生理盐水作为膨宫介质,具有安全、易得、廉价的优点,已经成为最常用的膨宫介质,并且可减少过量低渗液体灌注导致的灌流液过量吸收。单极电凝或电切时,膨宫介质必须选用 5％葡萄糖液。对合并有糖尿病的患者可选用 5％甘露醇膨宫。

4.手术操作

患者取膀胱截石位,消毒外阴、阴道,铺无菌单,妇科检查确认子宫方位后,置入阴道窥器暴露子宫颈,用子宫颈钳夹持子宫颈,消毒宫颈管,探针探清宫腔深度及曲度,扩张子宫颈管至大于镜体外鞘直径半号。设定电切和电凝输出功率,接通液体膨宫泵,调整压力,以最低有效输出功率和最低有效膨宫压力为基本原则。排空灌流管内气体后，以膨宫液膨开子宫颈，宫腔镜直视下按其子宫颈管轴径缓缓插入宫腔，冲洗宫腔内血液至液体清净，调整液体流量，使宫腔内压达到所需压力，宫腔扩展即可看清宫腔和子宫颈管。

（1）观察宫腔：按顺序全面检查宫腔，可先观察宫腔全貌，然后依次查看两侧子宫角，输卵管开口，子宫底，宫腔前、后、侧壁，在将宫腔镜退出过程中观察子宫颈内口和子宫颈管情况。

（2）手术处理：通过宫腔镜检查明确诊断后，即可根据病情进行相应的手术处理。用时短、简单的手术操作可在确诊后立即施行，如节育环嵌顿、易切除的内膜息肉、内膜活检等。有合并症、估计手术时间较长、难度较大的宫腔镜手术，如黏膜下子宫肌瘤切除术、子宫中膈切除术和子宫内膜切除术等，需安排住院后进行，以便手术后观察。

（3）术后随访及处理：①在门诊行宫腔镜手术者，术后观察 30 分钟，酌情给予抗生素预防感染。②住院行宫腔镜手术者，按麻醉方式不同，进行相应的术后常规处理。注意阴道流血、腹痛情况和生命体征。

四、并发症

（一）子宫穿孔

子宫穿孔多为机械性损伤。主要发生在宫腔粘连分解、子宫中膈矫形、Ⅱ型子宫黏膜下肌瘤切除和子宫内膜切除等较为困难的手术过程中。子宫颈条件不良时也可发生。子宫穿孔总体发生率为 $1\% \sim 2\%$。一经发现，应立即停止手术，根据穿孔时手术情况密切观察，并及时进行相应处理。若患者生命体征尚平稳，经检查确定子宫穿孔小、阴道流血少时可以在子宫颈注射缩宫素或垂体后叶素促进子宫收缩，并应用抗生素预防感染。

（二）出血

子宫肌层切割过深、损伤深肌层血管时，容易发生宫壁出血。少数情况下，也可发生在手术后数天。

（三）灌流液过量吸收

宫腔镜手术中膨宫压力与用非电解质灌流介质可使液体介质进入患者体内，当超过人体吸收阈值时，可引起体液超负荷和稀释性低钠血症，并引起心、脑、肺等重要脏器的相应改变，出现一系列临床表现，如心率缓慢、血压升高或降低、恶心、呕吐、头痛、视物模糊、焦躁不安、精神紊乱和昏睡等，如诊治不及时，将出现抽搐、心肺功能衰竭甚至死亡。

处理原则:给患者吸氧、利尿、治疗低钠血症、纠正电解质紊乱和水中毒,处理急性左心衰竭,防治肺水肿和脑水肿。应特别注意预防稀释性低钠血症的发生,应按照补钠量计算公式计算并补充:所需补钠量＝(正常血钠值－测得血钠值)×52％×体重(kg)。开始补给量按照计算总量的 1/3 或 1/2 补给,根据患者神志、血压、心率、心律、肺部体征及血清钠、钾、氯水平的变化决定后续补给量。切忌快速、高浓度静脉补钠,以免造成暂时性脑内低渗透压状态,使脑组织间的液体转移到血管内,引起脑组织脱水,导致大脑损伤。宫腔镜双极电系统以生理盐水作为宫腔内灌流介质,发生低钠血症的风险降低,但仍有液体超负荷的危险。

预防:应尽量缩短手术时间,并仔细计算进入患者体内的灌流液入量和出量,当差值达到 1 000 mL 时,应严密观察生命体征,酌情测定血清电解质变化,当达到 2 000 mL 时,应密切观察患者生命体征,尽快结束手术,并给予相应处理。

(四)气体栓塞

手术操作中的组织气化和室内空气可能经过宫腔创面开放的血管进入静脉循环,导致气体栓塞。气体栓塞发病突然,进展快,早期症状如呼气末二氧化碳分压下降、心动过缓、氧分压下降、心前区闻及大水轮音等;继之血流阻力增加、心排血量减少,出现发绀、低血压、呼吸急促、心肺功能衰竭而死亡。

处理:立即停止操作,正压吸氧,纠正心肺功能衰竭;同时输入生理盐水促进血液循环,放置中心静脉导管,监测心肺动脉压。

预防:①避免头低臀高体位;②手术前排空注水管内气体;③进行子宫颈预处理,避免粗暴扩宫致子宫颈裂伤;④加强术中监护与急救处理。

(五)其他

注意泌尿系统及肠管等腹腔脏器损伤、盆腔感染、心脑综合征和术后宫腔粘连等的发生及处置。

第四节 腹腔镜检查与治疗

腹腔镜手术是在密闭的盆、腹腔内进行检查或治疗的内镜手术操作。将接有冷光源照明的腹腔镜经腹壁插入腹腔,连接摄像系统,将盆、腹腔内脏器显示于监视屏幕上,手术医师通过监视屏幕检查并诊断疾病的方法称为诊断性腹腔镜手术;在腹腔外操纵进入盆、腹腔的手术器械,在直视屏幕下对疾病进行手术治疗称为手术性腹腔镜手术。

一、适应证

腹腔镜手术通常作为下述疾病的首选手术方法,能有效地明确诊断并进行相应的处理。

(1)急腹症:如异位妊娠、卵巢囊肿蒂扭转、卵巢囊肿破裂等。

(2)附件包块:如卵巢良性肿瘤、输卵管系膜囊肿、附件炎性包块等。

(3)子宫内膜异位症。

(4)慢性下腹痛。

(5)不孕症。

(6)其他:如盆、腹腔内异物,子宫穿孔等。

另外,腹腔镜也作为下述疾病可选择的手术方法。①子宫肌瘤:在腹腔镜下进行子宫肌瘤切除术或子宫切除术等。②子宫腺肌病:在腹腔镜下进行子宫腺肌病病灶切除或子宫切除术等。③早期子宫内膜癌、早期子宫颈癌、早期卵巢交界性肿瘤及卵巢上皮性癌(卵巢癌)等;在腹腔镜镜下进行肿瘤分期、再分期手术,以及早期子宫颈癌保留生育功能的手术。④盆底功能障碍性疾病:进行腹腔镜盆底重建手术。⑤生殖器官发育异常:进行人工阴道成形术等。⑥妊娠期附件包块。⑦其他需要切除子宫和(或)附件的疾病等。

二、禁忌证

(一)绝对禁忌证

(1)严重的心、脑血管疾病及肺功能不全。

(2)严重的凝血功能障碍、血液病。

(3)膈疝。

(二)相对禁忌证

(1)广泛盆、腹腔粘连。

(2)巨大附件肿物。

(3)肌壁间子宫肌瘤体积较大(直径≥10 cm)或者数目较多(≥4 个)而要求保留子宫者。

（4）晚期或广泛转移的妇科恶性肿瘤。

三、术前准备

（一）术前检查

血常规、尿常规、血型（包括 Rh 血型）、凝血功能、肝肾功能、电解质、病毒八项、心电图、胸片、妇科 B 超等检查，老年或怀疑手术耐受力差的患者需进行心肺功能评估。子宫颈细胞学检查、卵巢肿瘤患者可行肿瘤标志物检查。根据病情行盆、腹腔 CT、MRI 检查等。

（二）皮肤准备

按照腹部及会阴部手术进行准备，注意脐部清洁。

（三）阴道准备

术前可行阴道冲洗。

（四）肠道准备

术前需禁食 6 小时以上，必要时可行灌肠或清洁灌肠。

（五）膀胱准备

排空膀胱，导尿或留置导尿。

四、操作步骤

（一）腹腔镜检查

1.体位、麻醉

让患者取仰卧位或膀胱截石位，可根据手术要求放置举宫器或肩托。在手术时取头低臀高（脚高）位并倾斜 $15°\sim25°$，使肠管向上至腹部，暴露盆腔手术野。麻醉首选全身麻醉。

2.人工气腹

让患者先取平卧位，距脐孔 2 cm 处用布巾钳向上提起腹壁，用气腹针于脐孔正中处与腹部皮肤呈 $90°$ 穿刺进入腹腔，连接自动二氧化碳气腹机，充入二氧化碳，维持腹腔压力达 $1.60\sim2.00$ kPa（$12\sim15$ mmHg），停止充气，拔去气腹针。也可直接切开脐孔中央皮肤放置腹腔套管。

3.放置腹腔套管

根据套管针外鞘直径，切开脐孔正中皮肤 $10\sim12$ mm，布巾钳提起腹壁，用套管针从切开处垂直穿刺腹腔，当套管针从切口穿过腹壁筋膜层有突破感时，将套管针方向转 45°朝向盆腔方向穿刺,穿过腹膜层进入腹腔,去除套管针芯,连接好二氧化碳气腹机,将腹腔镜从套管鞘进入腹腔,打开冷光源,即可见盆腔视野。

4.置举宫器

对近期有性生活者,在常规消毒外阴、阴道后,放置举宫器。

5.盆腔探查

按顺序常规检查盆腔内各器官。探查后根据盆腔内各器官疾病进行进一步操作。

(二)腹腔镜手术

人工气腹及进入腹腔方法同诊断性腹腔镜操作。进行腹腔镜下治疗性手术需要在腹壁不同部位穿刺形成 2～3 个放置手术器械的操作孔,其步骤如下。

1.操作孔穿刺

根据不同的手术种类选择下腹部不同部位的第 2、3、4 穿刺点,一般选择在左、右下腹部相当于麦氏切口位置的上下。将腹腔镜直视下对准穿刺部位,通过透光,避开腹壁血管,特别是腹壁下动脉;根据手术器械直径选择合适的器械并切开皮肤 5 mm 或 10 mm,垂直于腹壁用 5 mm 或 10 mm 的套管穿刺针在腹腔镜的监视下穿刺进入盆腔。

2.手术操作基础

必须具备以下操作技术才能进行腹腔镜手术治疗:①用腹腔镜跟踪、暴露手术野;②熟悉镜下解剖;③熟悉镜下组织分离、切开、止血技巧;④镜下套圈结扎;⑤熟悉腔内打结、腔外打结技巧;⑥熟悉腔内缝合技巧;⑦掌握各种电能源手术器械及其他能源使用技术;⑧熟悉取物袋取出组织物的技巧。

3.手术操作原则

遵循微创原则,按经腹手术的操作步骤进行镜下手术。

4.手术结束

用生理盐水冲洗盆腔,检查无活动性出血,无内脏损伤,停止充入二氧化碳气体,并放尽腹腔内二氧化碳,取出腹腔镜及各穿刺点的套管鞘,10 mm 以上的穿刺切口需要缝合。

五、术后处理

(一)穿刺口

用无菌创可贴覆盖。

(二)导尿管

手术当天需要留置导尿管。根据手术方式决定术后留置导尿管时间。

(三)抗生素

清洁手术无须使用抗生素。其他根据手术情况酌情使用抗生素预防感染。

六、并发症及其防治

(一)大血管损伤

在行妇科腹腔镜手术中,穿刺部位靠近后腹膜腹主动脉、下腔静脉和髂血管,损伤这些大血管,可能危及患者生命,应避免此类并发症发生。一旦发生,建议立即止血,修补血管。腹膜后大血管损伤可见于闭合式穿刺和腹主动脉旁淋巴结和(或)盆腔淋巴结切除手术过程中误伤,开放式或直视下穿刺、熟练的开腹手术经验、娴熟的腹腔镜手术技巧和熟悉腹膜后血管解剖结构可使损伤概率降低。

(二)腹壁血管损伤

第二次或第三次穿刺应在腹腔镜直视下避开腹壁血管,对腹壁血管损伤应及时发现并在腹腔镜监视下进行电凝或缝合止血。

(三)术中出血

出血是手术性腹腔镜手术中常见的并发症。手术者应熟悉盆、腹腔解剖,熟练掌握手术操作技术,熟练掌握各种腹腔镜手术能源设备及器械的使用方法。

(四)脏器损伤

主要指与内生殖器官邻近的脏器损伤,如膀胱、输尿管及肠管损伤,多因组织粘连导致解剖结构异常、电器械使用不当或手术操作不熟练。若损伤应及时修补,以免发生严重并发症。未能在手术中发现的肠道损伤,特别是脏器电损伤将导致术后数天发生肠瘘、腹膜炎,严重者可导致全身感染、中毒性休克。

(五)与二氧化碳气腹有关的并发症

皮下气肿、术后上腹部不适及肩痛是常见的与腹腔二氧化碳气腹有关的并发症。皮下气肿是由于腹膜外充气或套管针切口太大,或套管针多次进出腹壁使气体进入皮下所致,避免上述因素可减少皮下气肿的发生。上腹部不适及右肩疼痛是由于二氧化碳气腹对膈肌刺激所致,术后数天内症状减轻或消失。如手术中发现胸壁上部及颈部皮下气肿,应该立即停止手术,及时检查各穿刺孔是否存在腹腔气腹皮下泄漏并及时降低气腹压力。另外还有气胸和气体栓塞,气体栓塞少见,一旦发生有生命危险。

(六)其他术后并发症

(1)腹腔镜手术中电凝、切割等能量器械引起的相应并发症。

(2)腹腔镜切口疝,>10 mm 直径的穿刺孔,其筋膜层应予以缝合。

(3)穿刺口不愈合、穿刺口痛、术后尿潴留可发生于手术后,但较少发生。

第三章

妇产科常见手术

第一节　围手术期准备

妇产科手术是涉及妇产科、手术室、麻醉科工作人员共同配合完成的外科医疗活动。在实施手术前，医护人员、患者及家属均要做好一系列围手术期准备工作。

一、思想准备

（一）医务人员

医务人员必须认真了解患者的精神心理状态、对治疗疾病的信心。同时医务人员必须掌握该患者的手术适应证，准备工作应充分，按照《手术风险评估制度》对手术范围、手术难度、手术风险、利弊及预期手术时间等进行综合评估。

（二）患者及家属

患者及家属对于手术都会有顾虑和恐惧心理，医务人员必须针对其思想情况做必要解释，消除患者及家属的顾虑，使其充满信心并积极配合医务人员。

二、手术前常规化验检查

（1）血、尿常规，凝血功能及相关检查，肝、肾功能，血型，传染指标检测，心电图，胸片是术前的必做项目。

（2）高龄全麻患者（65岁以上）需测定血糖、血脂、电解质，并增加做心肺功能等检查。

（3）患者住院时间超过2周或病情急剧变化者，术前应重新对患者进行评估。

（4）急诊术前可根据患者的病情对一些不能即刻出结果的化验先留取标本，

并于抢救后及时查对化验结果。

三、其他辅助检查

根据病情需要,可行消化系统、泌尿系统等其他系统检查。

四、术前阴道准备

术前3天安尔碘Ⅲ型黏膜消毒剂或1‰苯扎溴铵溶液擦洗阴道,每天1次。

五、术前常规肠道准备

(1)经腹或腹腔镜下行子宫附件切除、子宫切除术或腹腔镜探查术,术前1天行肥皂水灌肠1次或酌情行清洁灌肠及肠道准备。

(2)广泛子宫切除术、卵巢癌肿瘤细胞减灭术等需做肠道准备。

(3)疑异位妊娠者,手术前禁止灌肠。

六、术前特殊肠道准备

对盆腔粘连重,手术时有损伤肠道可能或怀疑为肿瘤转移者,手术前应做肠道准备。

(1)术前3天无渣流质饮食。

(2)术前3天口服肠道抑菌药物,常用药物:卡那霉素1 g,每天2次;甲硝唑0.4 g,每天3次;维生素K 4 mg,每天3次。

(3)术前1晚及手术当天晨时清洁灌肠。

七、术前皮肤准备

(一)腹部手术

腹部备皮范围从剑突下水平直至耻骨联合上缘,两侧至腋前线,阴毛剃净。

(二)会阴部手术

备皮范围包括整个外阴部、肛门部及大腿中上1/2。

八、术前其他准备

(1)手术前1天晚10点后禁饮食。

(2)执行《手术分级授权管理制度》,对手术进行分级,对手术医师进行分级及授权,明确各级医师的手术范围。

(3)执行《手术安全核查制度》,接患者入手术室前,必须仔细核对床号、姓名、性别、住院号,核实手术方式,标记手术部位,摘除首饰及配件,取下非固定义齿。

（4）凡感染性疾病，术前需准备培养管，以便术中采样做细菌培养及药敏，作为手术后用药参考。

（5）备好术前、术中用药。

（6）手术时需做冷冻切片者应先与病理科联系，做好进行冷冻切片的准备。

（7）麻醉科医师访视患者，决定麻醉方式，评估麻醉风险，告知患者委托人或患者本人麻醉风险。

九、术前沟通并签字

（一）术前沟通

术前由术者或第一助手（主治医师以上）向患者和家属做好手术知情沟通，并记录在病案内，沟通内容包括以下几点。

（1）患者病情、术前诊断及总体预后。

（2）拟行手术方式、风险和预期治疗效果。

（3）可能发生的并发症和预防并发症的措施。

（4）可供患者选择的其他手术方式和非手术疗法。

（5）术中和术后可能使用的血或血制品及使用所带来的风险，以及其他可供选择的替代品。

（二）签署相关法律文书

依法完成术前相关法律文书签订，包括诊疗委托书、输血治疗同意书、手术知情同意书、重大手术通知书、麻醉知情同意书、特殊材料选择同意书等。

十、手术后护理

（1）手术完毕，患者由麻醉科医师护送回病室，并向值班护士交代手术过程及护理注意事项。

（2）术后密切观察患者生命体征。术后血压监测，半小时 1 次，至少 6 次，并记录；或者术后 24 小时内持续心电监护。手术创面大、渗血多或合并心脏病者，应延长血压监测时间。必要时进入重症监护室（ICU）进行监护。

（3）手术后为减轻伤口疼痛，可给予镇静剂、止痛剂或者带持续镇痛泵。

（4）根据手术范围、手术后患者全身情况、肠功能的恢复及饮食情况等决定是否需补液、补液内容及补液量等。

（5）饮食：①小手术或非腹部手术、手术时间短、麻醉反应不大者，术后可随患者需要给予流质、半流质或普通饮食。②全子宫切除术或其他大手术,手术当天禁食,术后第1天流质饮食;待胃肠功能恢复,肛门自动排气后,半流质饮食;排便后改为普通饮食。

(6)术后呕吐、腹胀:①手术后短期呕吐,常由麻醉反应引起,可选阿托品0.5 mg肌内注射,或盐酸昂丹司琼注射液4 mg肌内注射,或盐酸恩丹西酮注射液8 mg肌内注射。②一般患者在手术后48小时内可自行排气。若48小时后仍无自动排气,反而腹胀较剧烈,则应排除粘连引起的肠梗阻或麻痹性肠梗阻。除外上述情况后,可给腹部热敷、肌内注射新斯的明0.5～1 mg、放置肛管排气及温肥皂水灌肠等。

(7)胃肠减压管的管理:应注意减压管是否通畅,引流液的色泽、量、性质等,并记录,以便调整补液量。

(8)引流管的管理:放置腹部-盆腔或阴道-盆腔引流管者,注意检查引流管是否通畅,引流液的量、色泽、性质等,并记录。一般24～72小时取出,如排液多或者需要腹腔药物治疗,可适当延长留置时间。放置于腹部切口、腹股沟或者外阴部的负压引流管,引流量多时适当延长放置时间。

(9)起床活动:①根据患者手术创伤程度,鼓励患者尽早采用床上活动或下床活动,并根据患者全身情况逐渐增加活动量。早日起床活动有利于肠蠕动的恢复,增进食欲,减少肺部并发症及预防血栓等。②老年患者,特别是全身麻醉后,或患有慢性支气管炎、肺气肿等,应协助定期翻身,鼓励咳嗽,有利于预防肺部感染或促进炎症的消退。③有下肢静脉血栓形成高危因素者,术中、术后下肢穿弹力袜,术后按摩,早日下床活动,可同时加用抗凝的低分子肝素等防止血栓形成。

第二节　外阴阴道手术

一、前庭大腺手术

(一)前庭大腺囊肿切除术

1.适应证

前庭大腺囊肿反复发作非急性感染期,为达到根治目的要求手术切除者。

2.禁忌证

前庭大腺囊肿急性感染期或脓肿已形成者。

3.术前准备

(1)月经干净 3～7 天内手术。

(2)术前安尔碘Ⅲ型黏膜消毒剂擦拭外阴、阴道,每天 1 次,共 3 天。

(3)排空膀胱。

(4)术前 0.5～1 小时应用抗生素。

4.麻醉与体位

硬膜外麻醉、骶管麻醉或局部浸润麻醉。患者取膀胱截石位。

5.手术步骤

(1)在小阴唇内侧黏膜与皮肤交界处偏黏膜侧,做一与囊肿纵径相近的纵向切口,切口长度以距囊肿上、下两端各 0.5～1 cm 为宜。

(2)分离囊肿与阴道黏膜间结缔组织,以组织钳夹持囊壁做牵引,钝性加锐性完整游离囊壁到根部,钳夹切断缝扎囊壁基部组织与血管,切除囊肿。

(3)2-0 号肠线/可吸收线或 4 号丝线,自基底部由里向外行荷包状或间断缝合,关闭残腔。

(4)修剪多余的皮肤和黏膜,用 3-0 号肠线/可吸收线或 1 号丝线间断缝合阴道黏膜,如囊肿切除后残腔大者,可考虑放置橡皮片引流。

6.术后处理

(1)术后每天安尔碘Ⅲ型黏膜消毒剂清拭外阴,共 3～5 天。

(2)应用有效抗生素 24～48 小时。

(3)注意观察手术部位有无血肿。

(4)术后 24 小时拔除引流皮片,如需拆线,术后 5 天拆线。

(二)前庭大腺脓肿切开引流术

1.适应证

前庭大腺脓肿形成或囊肿局部已有波动者。

2.禁忌证

前庭大腺急性炎症期,尚未形成脓肿者。

3.术前准备

(1)术前安尔碘Ⅲ型黏膜消毒剂擦拭外阴、阴道,每天 1 次,共 3 天。

(2)术前 0.5～1 小时应用抗生素。

(3)排空膀胱。

4.麻醉与体位

局部浸润麻醉或会阴部神经阻滞麻醉。患者取膀胱截石位。

5.手术步骤

(1)在小阴唇内侧黏膜与皮肤交界处,沿脓肿的直径弧形切开,切口长度应与脓肿长度等长,以利于彻底引流。

(2)排除脓液,清洗脓腔,用生理盐水及抗生素液反复冲洗脓腔,放置皮片引流。

6.术后处理

(1)术后每天消毒液冲洗外阴,便后清洗。

(2)术后24小时去除皮片引流。

(3)当无分泌物排出或脓腔变浅时,应用1∶5 000高锰酸钾或其他外阴消毒液坐浴,每天1次。

(4)应用抗生素治疗。

(5)禁性生活1个月。

二、无孔处女膜切开术

(一)适应证

(1)青春期一经确诊为先天性无孔处女膜,即应手术,以免经血潴留时间过长,导致阴道子宫腔积血,继发输卵管感染、粘连、破裂及子宫内膜异位症等并发症。

(2)幼女可待发育稍成熟后再行手术。

(二)术前准备

常规消毒外阴,术前排空膀胱。

(三)麻醉与体位

局部浸润麻醉或腰骶部麻醉。患者取膀胱截石位。

(四)手术步骤

(1)在经期于阴道口膨隆处中央行穿刺,抽出少量淤积的经血证实为无孔处女膜。如在月经来潮前手术,切开前以金属导尿管入膀胱作为引导,以免误伤膀胱。必要时,在闭锁的处女膜内注入亚甲蓝以帮助识别阴道。如闭锁部位高,且间隔的组织较厚时,可用金属导尿管插入尿道、膀胱,以示指伸入肛门做标志,引导切割闭锁处,以避免损伤尿道、膀胱或直肠。

(2)左手戴双重手套,示指入肛门,将阴道壁顶起作为引导,于阴道口膨隆处做"X"形切口,达处女膜环,切开后的阴道口应能通过两指。

(3)切开闭锁的处女膜后,潴留的暗黑色黏稠经血流出,拭净阴道内积血,查看子宫颈。如子宫颈较窄,应用小号子宫颈扩张器予以扩张,使宫腔内积血流出。输卵管积血多能逐渐排出,不可揉捏、按压腹部,以免破裂或使更多积血流入腹腔。

(4)修剪处女膜切缘,形成圆形阴道处女膜口。

(5)处女膜切缘出血处用0-0号肠线做间断缝合。

(五)术后处理

(1)清洗外阴,不宜坐浴或阴道灌洗,以防上行感染。

(2)半卧位休息,术后即可坐起或下床活动,以利经血流出。

(3)对闭锁位置高,组织厚者,可放置阴道模具。

三、会阴切开术

(一)适应证

(1)外阴组织紧张者。

(2)初产妇产钳术、胎头吸引术及臀位助产术。

(3)第二产程延长者。

(4)缩短第二产程。

(5)早产儿防止颅内出血者。

(二)术前准备

常规外阴消毒、导尿。

(三)麻醉与体位

会阴部神经阻滞及局麻。患者取膀胱截石位。

(四)手术步骤

(1)会阴侧切术:当宫缩时,左手中、示指伸入阴道内,撑起左侧阴道壁,用会阴切开剪刀自会阴后联合中线向产妇左侧45°方向剪开会阴,长4～5 cm。胎儿胎盘娩出后,用2-0号可吸收线间断缝合阴道黏膜和肛提肌。用2-0号可吸收线间断缝合皮下组织及3-0号可吸收线缝合皮肤。

(2)会阴正中切开术:于会阴后联合中间切开,长2.5～3 cm。胎儿胎盘娩出后,用2-0号可吸收线间断缝合阴道黏膜及肌肉,亦可将肌肉与皮下组织间断缝合,3-0 号可吸收线缝合皮肤。

（3）会阴旁正中切开术：会损伤前庭大腺和前庭球，出血多。

（五）术后处理

（1）会阴擦洗，每天 2 次。

（2）术后 3～5 天拆线。

（3）酌情应用抗生素。

四、产钳术

产钳术是利用产钳作为牵引力或旋转力，以纠正胎头方位、协助胎头下降及胎儿娩出的产科手术。根据手术时胎头双顶径及骨质最低部在骨盆内位置的高低而分为出口产钳、低位产钳、中位产钳术及高位产钳术 4 类。不用分开阴唇在阴道口就能看到胎儿头皮，胎头骨质部分已经到达骨盆底，矢状缝位于骨盆出口平面的前后径上；胎方位为枕左前、枕右前、枕左后或枕右后，胎头达到会阴部，旋转不超过 45°为出口产钳。胎头骨质部分达到或超过＋2 水平但未达到骨盆底，旋转＜45°或＞45°为低位产钳。胎头骨质部分位于 0 和＋2 之间为中位产钳。胎头骨质部分位于 0 或以上为高位产钳。

（一）适应证

（1）第二产程延长者。

（2）胎儿窘迫或有合并症需要缩短第二产程者。

（3）有子宫瘢痕者。

（4）颏前位或臀后位出头困难者。

（二）术前准备

（1）常规外阴消毒，导尿。

（2）初产妇行会阴切开术。

（三）麻醉与体位

双侧会阴部神经阻滞及局麻。患者取膀胱截石位。

（四）手术步骤

（1）若为枕前位、枕后位或枕横位，可先徒手转胎头，使矢状缝与骨盆出口前后径方向一致。

（2）以左手持左钳柄，使钳叶垂直向下，撑开阴道壁，右手掌面向上伸入胎头与阴道后壁之间，将左钳叶沿右手掌伸入掌与胎头之间，右手指引钳叶向胎头左侧及向内滑行,同时钳柄逐渐向下并微向逆时针方向旋转,最后钳叶与钳柄在同一水平位上,左钳叶置于胎头左侧顶颞部。

(3)右手垂直持右钳柄,左手伸入胎头与阴道右后壁之间。将右叶产钳置于左叶产钳上面,按放置左叶产钳法放置右叶产钳,使其达左钳叶相对应的位置。

(4)检查无阴道壁或子宫颈组织夹入后,合拢钳锁,向外向下牵拉产钳。

(5)胎头枕骨结节越过耻骨弓下方时,逐渐将钳柄向上提,使胎头仰伸而娩出。

(6)撤下产钳,娩出胎体及胎盘,缝合软产道。

(五)术后处理

(1)会阴擦洗,每天 2 次。

(2)术后 3～5 天拆线。

(3)酌情应用抗生素。

(4)产程长者,留置导尿 24 小时。

第三节　子宫手术

一、子宫颈活检术

(一)适应证

(1)子宫颈赘生物需要确诊者。

(2)子宫颈细胞巴氏Ⅲ级及以上者或阴道脱落细胞学检查找到癌细胞需经病理证实者。

(3)薄层液基细胞学检查提示不明意义的非典型鳞状上皮,或者为低级别鳞状上皮内病变或高级别鳞状上皮内病变。

(4)阴道镜检查发现可疑病变或临床检查可疑子宫颈癌或癌前病变者。

(二)禁忌证

生殖器官急性炎症或阴道有明显感染征象。

(三)术前准备

(1)常规阴道分泌物检查。

（2）排空膀胱。

（四）麻醉与体位

不需要麻醉，患者取膀胱截石位。

（五）手术步骤

（1）安尔碘Ⅲ型黏膜消毒剂消毒外阴及阴道。

（2）铺无菌洞巾。

（3）阴道窥器暴露子宫颈，擦去子宫颈黏液，安尔碘Ⅲ型黏膜消毒剂消毒子宫颈，用活检钳钳取病变部位组织，阴道镜检查可疑处或碘试验不着色处及3点、6点、9点、12点处，于鳞-柱状上皮交界处各取约直径为 0.5 cm 的组织。

（4）子宫颈局部填塞带尾线纱布或棉球压迫止血，必要时缝合止血。

（六）术后处理

（1）子宫颈活检组织装瓶、固定，送病理学检查。

（2）纱布压迫止血者，24 小时取出。

二、子宫颈息肉摘除术

（一）适应证

子宫颈息肉。

（二）禁忌证

生殖道急性炎症。

（三）术前准备

（1）月经干净 3～7 天内手术。

（2）术前常规检查阴道分泌物。

（3）术前子宫颈细胞学检查，必要时行阴道镜检查。

（4）排空膀胱。

（四）麻醉与体位

无须麻醉，患者取膀胱截石位。

（五）手术步骤

（1）安尔碘Ⅲ型黏膜消毒剂常规消毒外阴、阴道，铺无菌洞巾。

（2）阴道窥器暴露子宫颈，擦去子宫颈黏液，安尔碘Ⅲ型黏膜消毒剂消毒子宫颈。

（3）蒂部细的小息肉可用长弯钳钳夹后向同一方向旋转扭断；蒂部粗的息肉需先扩张子宫颈后再钳夹、扭转；子宫颈管内的小息肉可在扩宫后用锐利的小刮匙去除。宽底无蒂的息肉可用电刀切除。

（4）蒂部出血，可填塞无菌纱布或纱球压迫止血，也可局部电凝、微波止血。蒂部粗者可结扎或用丝线缝扎。

（六）术后处理

（1）阴道填塞纱布或纱球者，24小时内取出。

（2）适当休息，禁止盆浴及性生活1个月。

（3）切除的息肉用10％甲醛固定，送病理学检查。

（4）术后1个月门诊复查。

三、子宫肌瘤切除术

子宫肌瘤切除术是切开子宫肌层，将肌瘤从假包膜中剔除，然后整形缝合子宫的手术。此术式使患者术后能继续行经，并恢复和改善生育能力。可通过腹腔镜、宫腔镜、经腹（开腹）和经阴道（非宫腔镜）等多种途径完成。

（一）适应证

（1）子宫肌瘤为原发不孕或习惯性流产的主要原因之一，男女双方检查有生育可能者。

（2）子宫肌瘤有变性或数目不多者，患者年轻（年龄≤45岁）需要保留子宫者。

（3）子宫肌瘤患者年轻而没有子女者，或已有子女，但对摘除子宫有顾虑，要求保留子宫者。

（4）子宫肌瘤引起月经紊乱、经量过多、合并贫血、肿瘤较大，需要保留生育功能的患者。

（二）禁忌证

（1）异常子宫出血，疑有生殖器官恶性病变可能者。

（2）各种疾病的急性期或严重的全身性疾病。

（3）盆、腹腔急性炎症期或慢性炎症急性、亚急性发作。

（4）月经期或阴道流血时间过长，疑有盆腔潜在感染，未治疗者。

（5）子宫腺肌瘤。

（三）术前准备

（1）子宫颈细胞学检查，排除子宫颈病变。

（2）不规则阴道出血者，注意排除子宫内膜病变。

（3）检查有无阴道和盆腔感染。

（4）月经干净 3～7 天内手术为最佳。

（5）术前 0.5～1 小时用抗生素。

(四)麻醉与体位

持续性硬膜外麻醉或者气管内插管全身麻醉。患者取仰卧位。

(五)手术步骤

经腹（开腹）子宫肌瘤切除术。

1.切口

下腹正中左旁纵向切口或耻骨联合上两横指横向切口，逐层切开腹壁各层。

2.探查

了解子宫肌瘤大小、部位、深浅、数目，以决定子宫切口。

3.暴露盆腔

分离与子宫、附件粘连的大网膜和肠管后排垫肠管，暴露盆腔手术野。

4.阻断子宫血供

上提子宫体部，在子宫峡部左、右侧阔韧带无血管区各做一小切口，用胶管止血带分别穿过小切口，汇合于子宫前方，束扎子宫动、静脉，暂时阻断两侧子宫动脉上行支。亦可肌内注射垂体后叶素刺激子宫收缩。

5.切开子宫肌壁和肌瘤包膜

在肌瘤表面血管较少的部位，视肌瘤大小行纵形、梭形或弧形切口，深至肌瘤包膜。

6.剔除肌瘤

钳夹提拉肌瘤瘤核，并沿瘤核表面钝性分离包膜，至基底部血管较多时，分次钳夹血管，切除肿瘤，缝扎或结扎残端。

7.缝合关闭瘤腔

修剪肌瘤包膜和多余的子宫肌壁，用可吸收线行"8"字形或连续缝合 1～2 层，封闭瘤腔。

8.缝合浆肌层

用可吸收线行间断、"8"字形或者连续缝合浆肌层，必要时可连续缝合包埋切缘。

9.彻底止血

松开止血带，观察子宫肌壁切口是否出血，必要时缝扎止血。

10.关腹

冲洗子宫切口和盆、腹腔,必要时放置腹腔引流管,分层缝合腹壁各层。

(六)术后处理

(1)注意外阴清洁,如术中可能进入宫腔,术前3小时内至术后24小时内预防性应用抗生素,注意患者体温变化。

(2)术后保留导尿管24小时。

(3)术后可适当用缩宫素,注意阴道流血情况。

(4)如需拆线,术后7天拆线。

(5)长期随诊,注意有无肌瘤复发。

(6)术后常规避孕0.5~2年,浆膜下肌瘤或者对子宫损伤小的情况下,术后3个月可考虑妊娠。

四、子宫切除术

子宫切除术按手术途径分为经腹部子宫切除术、经腹腔镜子宫切除术和经阴道子宫切除术3种。按照手术范围分为次全子宫切除术、全子宫切除术、次广泛子宫切除术和广泛性子宫切除术。全子宫切除术又分为筋膜外全子宫切除术和筋膜内全子宫切除术2种。每种术式各具有其手术指征,各具有优、缺点。

(一)次全子宫切除术

次全子宫切除术又称部分子宫切除术,手术切除子宫体,保留子宫颈。

1.适应证

(1)子宫体部及附件良性肿瘤或病变需要切除子宫,子宫颈无明显病变,年龄在45岁以下或要求保留子宫颈者。

(2)子宫破裂、子宫内翻、产后大出血等紧急情况,必须切除子宫者。

(3)因各种原因切除子宫,但切除子宫颈异常困难者。

(4)必须切除子宫,但合并严重全身性疾病,对手术耐受性较差者。

(5)子宫体部及附件恶性肿瘤姑息性手术者。

2.禁忌证

(1)子宫颈有严重病变,如宫颈上皮内瘤变或子宫颈细胞学检查有可疑病变者,不宜保留子宫颈。

(2)子宫肌瘤恶变或有其他子宫恶性病变者。

(3)盆、腹腔急性炎症期,或慢性炎症急性、亚急性发作。

(4)各种疾病的急性期或严重的全身性疾病,不能承受手术者。

（5）月经期或阴道流血时间过长，疑有盆腔潜在感染，未治疗者。

3.术前准备

（1）妇科检查确定子宫及附件病变程度和范围，以及子宫大小、位置、活动度、与附件和邻近脏器关系。

（2）子宫颈细胞学检查，排除子宫颈病变；不规则阴道出血者，注意排除子宫内膜病变。

（3）检查有无阴道和盆腔感染。

（4）月经干净 3～7 天为最佳时机。

4.麻醉与体位

持续性硬膜外麻醉或者气管内插管全身麻醉。患者取仰卧位。

5.手术步骤

经腹（开腹）次全子宫切除术。

（1）切口：同子宫肌瘤切除术。

（2）探查盆腔：了解子宫、附件及与周围脏器的关系。怀疑肿瘤恶变时，还应探查横隔、肝、脾、胃、肾、肠、大网膜及淋巴结转移等。探查完毕，以盐水大纱布垫开肠管，充分暴露手术野。

（3）提拉子宫：用两把长弯血管钳，沿子宫角直达卵巢固有韧带下方，夹持子宫两侧向上牵引。

（4）缝扎圆韧带：以组织钳提起圆韧带，在距子宫附着点 2～3 cm 处，用中弯血管钳钳夹，切断，以 7 号丝线或 1-0 号可吸收线贯穿缝合结扎远侧端。

（5）处理附件：如不保留卵巢，将子宫及输卵管、卵巢向上向侧方提拉，术者用手指或血管钳将阔韧带向前顶起，避开血管打洞，以 3 把粗中弯血管钳，向外向内，并排钳夹住卵巢悬韧带，钳夹后检查无其他组织，于第 2、第 3 把钳子之间切卵巢悬韧带，7 号丝线贯穿缝扎两次。对侧同法处理。如保留附件，用中弯钳夹住输卵管峡部及卵巢固有韧带，切断，7 号丝线贯穿缝扎两次。

（6）剪开膀胱腹膜反折，下推膀胱：于子宫侧圆韧带断端处，在阔韧带两叶之间，插入钝头剪刀，沿子宫附着的边缘，分离并剪开阔韧带前叶及膀胱腹膜反折，直达对侧圆韧带断端下方阔韧带处。亦可用无齿镊提起膀胱腹膜反折中央的疏松游离部分，剪开，并向两侧剪开达双侧圆韧带断端处。以血管钳提起膀胱腹膜反折边缘，用手指或刀柄沿膀胱筋膜间的疏松组织，向下及两侧钝行剥离推开膀胱，达拟切除部分稍下，相当于子宫内口略下，侧边达子宫颈旁 1 cm。

（7）分离及剪开阔韧带后叶：贴近子宫剪开阔韧带后叶达子宫骶骨韧带附

近,轻轻推开阔韧带内疏松组织,显露出子宫动、静脉。

(8)处理子宫血管:用 2 把直扣血管钳和 1 把弯扣血管钳,于子宫峡部水平垂直钳夹切断子宫动、静脉,断端以 10 号丝线和 7 号丝线各做一道贯穿缝扎。对侧以相同方法处理。

(9)切除子宫体:于子宫内口水平楔形切除子宫体,用组织钳将子宫颈残端提起。子宫颈断端用安尔碘Ⅲ型黏膜消毒剂消毒后,用 1-0 号可吸收线做"8"字或间断缝合。

(10)子宫颈残端悬吊(非必需步骤):用 10 号丝线将圆韧带及附件残端分别缝合、固定于子宫颈残端两侧。

(11)重建盆腔腹膜:检查清理子宫颈断端创面,止血后,从一侧卵巢悬韧带断端开始,将腹膜提起,以 1 号丝线或 3-0 号可吸收线做连续或间断缝合,直达对侧卵巢悬韧带断端,缝合时将各断端翻在腹膜外,使盆腔腹膜化。

(12)关腹:冲洗盆、腹腔,必要时放置引流管,分层缝合腹壁各层。

6.术后处理

(1)保留导尿管 24 小时。

(2)应用抗生素预防感染 24～48 小时。

(3)术后半个月内不宜活动过多,1 个月内禁止性生活。

(二)筋膜外全子宫切除术

1.适应证

(1)子宫肌瘤等良性疾病需要切除子宫,子宫颈有严重病变,或年龄较大的妇女。

(2)早期子宫恶性肿瘤,如子宫内膜癌、子宫颈原位癌。

(3)盆腔炎性肿块、结核性包块等经非手术治疗无效者。

2.禁忌证

(1)子宫肌瘤合并有子宫颈癌Ⅰ$_{A2}$期以上者或较晚期的子宫肿瘤或附件恶性肿瘤患者不宜行单纯全子宫切除术。

(2)盆、腹腔急性炎症期,或慢性炎症急性、亚急性发作。

(3)各种疾病的急性期或严重的全身性疾病,不能承受手术者。

(4)月经期或阴道流血时间过长,疑有盆腔潜在感染,未治疗者。

(5)需要保留生育功能者。

3.术前准备

同次全子宫切除术。

4.麻醉与体位

同次全子宫切除术。

5.手术步骤

(1)从开腹至处理子宫血管的手术步骤同子宫次全切除术。

(2)处理主韧带和子宫骶骨韧带:向头侧提拉子宫,进一步下推膀胱至子宫颈外口水平以下,同时向两边缓慢推挤输尿管。推开膀胱,摆正子宫位置,以直扣钳紧贴子宫颈,同时钳夹骶主韧带(或先后钳夹一侧主韧带及子宫骶骨韧带)。紧贴子宫颈切断。10号丝线缝合断端。必要时重复钳夹、切断、缝扎,直至子宫颈旁组织完全切断,子宫颈充分游离。相同方法处理对侧。

(3)切除子宫:提起子宫,以纱布垫围绕子宫颈,在阴道前穹隆处横切小口,自此沿穹隆环状切断阴道,子宫随之切除。1块小纱布拭去子宫颈及阴道黏液下推入阴道,阴道断端以4把组织钳钳夹牵引。

(4)缝合阴道断端:阴道断端以安尔碘Ⅲ型黏膜消毒剂消毒,取出围绕子宫颈的纱布,以1-0号可吸收线连续锁扣式缝合或"8"字形间断缝合。

(5)缝合盆腔腹膜:同次全子宫切除术。

(6)关腹:冲洗盆、腹腔,分层缝合腹壁各层。术毕消毒后取出阴道内纱布。

6.术后处理

(1)保留导尿管24小时。

(2)应用抗生素预防感染24～48小时。

(3)阴道断端出血:全子宫切除术后2天,可能有少量阴道出血,多为术中残留的阴道积血,不需处理。术后7天左右,由于缝线吸收和脱落,可发生局部少量渗血,多为淡红色或浆液性渗出,持续2～3周逐渐减少而消失。若出血持续时间较长,应注意有无感染,进行检查,根据情况处理。如术后短时间内发生阴道活动性出血,应立即进行检查,找出原因,如为断端出血,可用纱布压迫,如为活动性出血,应立即局部结扎或钳夹止血,量多者应重新打开腹腔止血。术后2周后突然大量出血,多因线结脱落或感染,断端感染裂开者,可用安尔碘Ⅲ型黏膜消毒剂纱布压迫,如为盆腔血肿,必要时开腹止血。

(4)术后半个月内不宜活动过多,1个月内禁止性生活。

(三)筋膜内全子宫切除术

手术切除子宫体部及子宫颈筋膜以内的子宫颈组织。

1.适应证

子宫及子宫颈良性病变,已排除子宫颈癌或子宫内膜癌。

2.禁忌证

同筋膜外全子宫切除术。

3.术前准备

同筋膜外全子宫切除术。

4.麻醉与体位

同筋膜外全子宫切除术

5.手术步骤

(1)从开腹至处理子宫血管的手术步骤同筋膜外全子宫切除术。

(2)切除子宫:环绕子宫颈周围填入小纱布1块,尽可能上提子宫,环形切开子宫峡部3~5 cm,钳夹并下推子宫颈四壁筋膜,沿子宫颈筋膜深面逐渐向下切开,切除子宫体部及筋膜内子宫颈组织。将子宫颈外口筋膜上提,与子宫颈内口处筋膜对合后钳夹,以止血和牵引。

(3)缝合子宫颈筋膜:取出环绕切缘的纱布,用安尔碘Ⅲ型黏膜消毒剂擦拭子宫颈残端,并向阴道内塞入小纱布1块,然后用2-0号可吸收线连续扣锁缝合子宫颈筋膜边缘1圈,间断"8"字形关闭子宫颈筋膜内缘。

(4)创面检查:包括各缝合点、分离创面有无活动性出血,有无组织器官损伤和被缝扎等。有活动性出血者应缝扎止血。

(5)重建盆腹膜:冲洗、清理手术创面,2-0号可吸收线间断缝合关闭盆腹膜,包埋双侧附件、圆韧带断端和子宫颈筋膜残端。

6.术后处理

同筋膜外全子宫切除术。

五、剖宫产术

剖宫产术指妊娠28周后,切开腹壁与子宫壁,取出体重1 000 g以上的胎儿及胎盘。

(一)适应证

1.产道异常

(1)头盆不称:骨盆显著狭小或畸形;相对性头盆不称者,经过充分试产胎头仍未入盆者。

(2)软产道异常:瘢痕组织或盆腔肿瘤阻碍先露下降者;子宫颈水肿、坚硬不易扩张者;先天性发育异常。

2.产力异常

原发性或继发性宫缩乏力经处理无效者。

3.胎儿异常

(1)胎位异常:横位,颏后位,高直后位;枕后位或枕横位合并头盆不称或产程延长,阴道分娩有困难及危险。臀位合并以下情况放宽剖宫产指征:足先露,骨盆狭窄,胎膜早破,胎头过度仰伸,宫缩乏力,完全臀位而有不良分娩史者,估计胎儿在 3 500 g 以上者。

(2)胎儿窘迫:经吸氧等处理无效,短期内不能阴道分娩。

(3)脐带脱垂:胎儿存活。

(4)胎儿过大:估计>4 000 g,可疑头盆不称。

4.妊娠合并症

(1)产前出血:如前置胎盘,胎盘早剥。

(2)瘢痕子宫:有前次剖宫产史,前次的手术指征在此次妊娠依然存在,或估计原子宫切口愈合欠佳者,以及前次剖宫产切口位于子宫体部;如曾做过子宫肌瘤切除术且切入宫腔者,此次亦应考虑剖宫产术。

(3)妊娠合并症或并发症病情严重者不易耐受分娩过程,需做选择性剖宫产,如妊娠合并严重的心脏病、糖尿病、肾病等;先兆子痫前期或子痫控制 2 小时短期内不能经阴道分娩者,肝内胆汁淤积等。

(4)做过生殖道瘘修补或陈旧性会阴Ⅲ度撕裂修补术者。

(5)先兆子宫破裂无论胎儿存活与否均应做剖宫产术。

(6)高龄初产妇,多年不育或药物治疗后受孕者,或有难产史而无胎儿存活者。

(7)胎儿珍贵:如以往有难产史又无胎儿存活者,反复自然流产史,迫切希望得到存活胎儿者,均应适当放宽剖宫产指征。

(8)胎儿畸形:如双胎联胎。

(二)禁忌证

死胎、严重畸形或生后无存活能力的胎儿经过处理后能阴道分娩者,应视为剖宫产禁忌。

(三)术前准备

(1)术前查血常规、凝血功能及尿常规。

(2)术前常规备皮、备血、留置导尿管。

(3)若为选择性剖宫产,术前晚进流食,术日晨禁食。

(4)术前禁用呼吸抑制剂,如吗啡等,以防新生儿窒息。

(5)胎儿未成熟者应用促胎肺成熟药物,做好常规新生儿复苏和急救准备。

(6)产妇有酸中毒、脱水、贫血等合并症,术前应予以纠正。

(7)做好新生儿复苏准备,必要时请新生儿科医师协助。

(四)麻醉与体位

1.麻醉

产妇无合并症者可选用单次硬膜外麻醉、腰麻或联合麻醉;产妇合并有先兆子痫、心脏病、癫痫、精神病等,宜采用连续硬膜外麻醉以减少刺激;椎管内麻醉禁忌者选全身麻醉。

2.体位

患者取仰卧位。

(五)分类及其适用范围

剖宫产术式有子宫下段剖宫产术、子宫体部剖宫产术、腹膜外剖宫产术。

1.子宫下段剖宫产术

子宫下段剖宫产术为目前临床上最常用的剖宫产术,切口在子宫下段,术时出血少,也便于止血;子宫切口因有膀胱腹膜反折覆盖,伤口愈合较好,瘢痕组织少,术后与大网膜、肠管的粘连或腹膜炎较少见;术后切口愈合好,再次分娩时子宫破裂概率较低,故该术式已成为目前临床上常规剖宫产的方法。子宫下段切口有两种,即纵切口和横切口,前者用于下段较长而胎头较低者,前置胎盘位于子宫下段前壁者。其余多选用下段横切口。

2.子宫体部剖宫产术(又称古典式剖宫产术)

切口在子宫体部,为纵向切口,操作简单,无损伤子宫动、静脉危险。但术中出血多,术后伤口愈合较差;切口易与大网膜、肠管、腹壁粘连,术后肠胀气、肠麻痹也易发生;再次分娩时易发生子宫破裂,故多已被子宫下段剖宫产所代替。其适应证为子宫下段前壁前置胎盘、下段窄或形成不好,或第二次剖宫产粘连严重者;强迫体位,子宫下段无法暴露者;子宫极度前倾无法暴露下段者;子宫下段被肌瘤占据或被肿瘤侵蚀难以暴露者;子宫局部痉挛性缩窄环,只有切开缩窄环才可取出胎儿者;头先露已深入骨盆者;胎儿联体畸形者。

3.腹膜外剖宫产术

腹膜外剖宫产术为一种不进入腹腔而通过子宫下段切口娩出胎儿的手术方式。适用于合并宫内感染或可疑感染而需剖宫产者。因其操作较复杂,费时长,有胎儿窘迫存在或胎儿巨大者,操作不熟练者不适用。尤其存在下列情况时,禁忌行腹膜外剖宫产术：①需探查盆腔、腹腔的剖宫产术，如妊娠合并子宫肌瘤、畸形子宫妊娠、子宫先兆破裂或子宫破裂者、需紧急行剖宫产手术者；②前置胎盘、胎盘附着在子宫下段前壁时；③胎儿宫内窘迫或需迅速娩出胎儿时；④估计有产后出血风险，需要徒手按摩子宫、子宫捆绑术或子宫动脉结扎者，如巨大胎儿或双胎。

（1）手术步骤：具体方法如下。

子宫下段剖宫产术。①切口：取下腹正中切口、正中旁切口或横切口。②逐层入腹暴露子宫下段，在子宫下段膀胱反折腹膜交界处下 2～3 cm 弧形剪开腹膜反折，撕至 11～12 cm。用弯止血钳提起下缘，用手指钝性分离膀胱与子宫壁之间疏松组织。暴露子宫肌壁 6～8 cm。③横行切开子宫下段肌壁约 3 cm 长小口，用手指向两侧撕开子宫下段肌层宽约 10 cm 后破膜，羊水吸出后，术者右手从胎头下方进入宫腔，将胎头慢慢托出子宫切口，助手同时压子宫底协助娩出胎头。胎头高浮以致娩出困难者可产钳协助娩出胎头。胎头过低出头有困难时，台下助手戴消毒无菌手套，由阴道向上推胎头助娩。胎头娩出后立即挤出新生儿口鼻黏液。若为臀位，则牵一足或双足，按臀牵引方式娩出胎儿。单臀则不必牵双足，同头位娩出法娩出胎臀，或牵引胎儿腹股沟，以臀助产方式娩出胎儿。④胎儿娩出后，助手立即在子宫底注射缩宫素 20 U。⑤术者再次清理呼吸道，断脐后交台下处理。用组织钳夹住子宫切口的血窦。⑥胎盘可自娩，亦可徒手剥离，查胎盘、胎膜是否完整。⑦干纱布擦拭宫腔，用 1-0 号可吸收线连续缝合子宫肌层，间断缝合 1 次。⑧检查子宫切口和缝合处有无出血后，2-0 号可吸收线连续缝合膀胱腹膜反折。⑨探查双附件有无异常。⑩逐层关腹。

子宫体部剖宫产术。①切口：取下腹正中或正中旁纵向切口。②逐层进腹，暴露子宫，于腹壁与子宫壁间堵塞纱布垫，以推开肠管，防止宫腔内容物溢入腹腔。③于腹膜反折上纵向切开子宫体部，扩大切口至 10 cm 左右。破膜后，从切口娩出胎儿，用手挤出胎儿口、鼻腔中的液体，娩出胎盘。1-0 号可吸收线连续对合缝合肌层的内 2/3，不穿透内膜，间断或连续缝合浆肌层。1 号丝线连续褥式内翻缝合浆膜层。④探查双附件有无异常，常规关腹。

腹膜外剖宫产术。①侧入式。切口：取下腹正中纵向切口、正中旁纵向切口或耻骨联合上两横指横切口长 10～12 cm。依次切开皮肤、皮下组织、腹直肌前鞘，分离腹直肌及锥状肌，显露腹膜筋膜及膀胱。触摸膀胱顶缘的界限：沿腹壁切口左侧缘，分离腹壁后间隙，暴露膀胱前壁及左侧缘。分离深度以不超过腹壁下动脉为宜。用拉钩提起左侧腹壁，暴露膀胱左侧缘及其外侧的脂肪堆。分离脂肪堆，暴露三角区：将脂肪堆向外侧推，三边由腹壁下动脉、腹膜返折及膀胱侧壁构成。子宫肌壁构成了三角区的底,其表面附着子宫前筋膜。将子宫膀胱反折腹膜下 1 cm 处的子宫颈前筋膜钳起,将其横行切开,达子宫右侧缘。从子宫颈前筋膜下游离切口以下的膀胱后壁,从子宫颈前筋膜外游离子宫颈前筋膜以上的膀胱后壁,在此过程中,如左侧脐圆韧带使子宫下段肌层不会充分暴露,钳夹、切断、结扎,留线。一只手提起腹膜反折,另一只手提起膀胱,拉紧膀胱与腹膜反折间的筋膜,剪开筋膜,显露子宫下段肌层。其余同子宫下段剖宫产术,最后使膀胱复位,查无出血,间断或"8"字形缝合子宫颈前筋膜,结扎脐圆韧带两断端留线,缝合腹壁各层。②顶入式:切开腹壁,显露膀胱筋膜,步骤同侧入式。于膀胱顶缘下 2 cm 处,切开膀胱筋膜,用血管钳伸入筋膜切口内分清层次,边分离,边沿膀胱边缘剪开直达侧方中部,相同方法切开对侧筋膜。钳起膀胱筋膜的上切缘,用剪刀向膀胱顶部稍加分离即达膀胱前反折。于近膀胱肌层处将脐中韧带钳夹、切断、结扎,此后一直游离至膀胱后腹膜反折完全显露为止。将腹膜向上、膀胱向下牵拉,使膀胱肌层与腹膜间界限扩大。切开子宫颈前筋膜,并向左右扩大约10 cm。用手指伸入筋膜切口内,向下钝性分离,充分显露子宫下段。其余同侧入式。③顶-侧结合式:切开腹壁等操作与侧入式相同。提起膀胱筋膜,做一小横切口,提起筋膜切缘,以示指入筋膜切口内向膀胱顶部及两侧钝性分离,右侧达脐旁韧带,左侧达膀胱中部。剪开筋膜,向上提拉,一只手固定腹膜,另一只手下推膀胱。分离膀胱左侧至左脐旁韧带,将膀胱左侧脂肪同筋膜推向外侧,显露膀胱左侧缘,找到腹膜反折,辨认三角区。于三角区腹膜反折缘下方钳夹并剪开子宫颈前筋膜,左右钝性分离,显露子宫下段肌层,其余同侧入式和顶入式。

(2)术后处理:①术后注意阴道出血情况,应用缩宫素。②术后留置导尿管24 小时,去除导尿管后可适当起床活动。③应用抗生素预防感染。④术后 7 天拆线,横切口 5 天拆线。

第四节　附　件　手　术

常见输卵管及卵巢手术有输卵管切除术、输卵管结扎术、输卵管吻合术、输卵管及卵巢切除术、卵巢肿瘤剥除术。

一、输卵管切除术

(一)适应证

(1)经非手术治疗无效的慢性输卵管炎,输卵管积水、积脓、积血。

(2)输卵管妊娠。

(3)输卵管良性肿瘤。

(4)其他手术时预防性切除输卵管。

(二)禁忌证

(1)患者一般情况太差或合并严重内、外科疾病不能耐受剖腹手术者。

(2)急性盆腔炎症,未形成局限性脓肿者。

(三)术前准备

同全子宫切除术。

(四)麻醉与体位

同全子宫切除术。

(五)手术步骤

(1)切口:做下腹正中纵向切口长 8～10 cm。

(2)探查盆腔:探查子宫、附件与周围脏器,输卵管本身是否粘连,有粘连者予以分离,使附件解剖关系正常,并检查卵巢能否保留等,决定是否单纯切除输卵管。

(3)切除输卵管:将病变的输卵管提起,使输卵管系膜展平。再用两把弯或直的血管钳自伞端输卵管系膜向子宫角部钳夹。在两个血管钳钳夹中间切断。用 7 号丝线贯穿缝扎近卵巢侧的系膜断端。如系膜长可分次钳夹。缝扎可在每次钳夹、切断后进行,也可待全部系膜切断后进行。如果是部分输卵管切除,则在输卵管峡部予以钳夹,切断,用 7 号丝线结扎。如果是全部输卵管切除,则将子宫角(输卵管间质部)做楔形切除,立即用 2-0 号可吸收线"8"字形肌层缝扎,止血。

(4)包埋系膜残端:如残端间距稍大,可用 3-0 号可吸收线缝合韧带腹膜,覆盖系膜残端。子宫角部以圆韧带覆盖。如此蒂残端间距小,各残端缝扎合拢,连同子宫角部都可用圆韧带包埋。

(5)常规逐层关腹。

(六)术后处理

(1)注意外阴清洁,预防性应用抗生素或不用抗生素。

(2)术后保留导尿管 24 小时。

(3)术后 6～7 天拆线。

(4)术后 1 个月内禁止性生活。

二、输卵管结扎术

(一)适应证

符合绝育条件且无禁忌证者。

(二)禁忌证

各种急性传染病或慢性疾病身体状况不能胜任手术者,或 24 小时内两次体温超过 37.5 ℃者暂缓手术。

(三)术前准备

(1)手术时间:选择在月经干净后 3～7 天,流产或分娩后宜在 48 小时内手术。

(2)全身及妇科检查,术前备皮及排空膀胱,查血常规、凝血功能、尿常规。

(四)麻醉与体位

局麻、腰麻或硬膜外麻醉。患者取仰卧位。

(五)手术步骤

1.切口

下腹正中切口或横切口,长为 2～3 cm。一般在耻骨联合上 3～4 cm,产后或中孕期引产后则在子宫底下方 2～3 cm 处。

2.纠正子宫位置

开腹后用示指探及子宫底后部,将子宫体顶向前方。或将卵圆钳放入耻骨联合下方滑至子宫前壁,继续滑至子宫底,紧贴后壁滑入直肠凹,张开卵圆钳(间距 2～3 cm),向前上方稍提起,使子宫为前位。

3.提取输卵管

(1)卵圆钳取管法:将无齿卵圆钳放入耻骨联合后方,沿子宫体滑至子宫角处,张开卵圆钳斜向上方夹取输卵管,提至切口,亦可在手指引导下夹取输卵管。

(2)指板取管法:示指沿子宫底滑至输卵管后方将其挑起,另一只手持指板沿示指掌面进入腹腔达输卵管前方,将输卵管夹在指板与示指掌面之间,并向伞端移动,以夹住输卵管中段,提至切口,用组织钳夹持输卵管。

(3)输卵管钩取管法:右手持钩,弯向前,背朝后,自子宫前壁沿子宫底滑至宫角后方,紧贴阔韧带后叶,将钩向前上方提起。

(4)内诊直视取管法:助手经阴道将子宫向切口反向托起,使子宫角接近切口,直视取管。

4.结扎输卵管

(1)抽芯包埋法:夹住输卵管峡部两端,用0.5％普鲁卡因1～2 mL注入浆膜下,使浆膜与输卵管管芯分开,纵向切开浆膜1～2 cm,钳夹、分离、切除管芯0.5～1 cm。4号丝线结扎两断端,近端包埋于系膜内,远端固定于浆膜外,1号丝线连续缝合浆膜切口。

(2)袖套结扎法:于峡部浆膜下注射0.5％普鲁卡因1～2 mL,使浆膜与输卵管管芯分离,在峡部近端将浆膜与管芯一起剪断,用小血管钳钳夹住管芯两断端,剥离管芯约1 cm,4号丝线结扎两端,近端管芯即回缩于浆膜套口内,远端露于浆膜外,1号丝线缝合远端浆膜并固定外露远端。

(3)输卵管折叠结扎切断法:于峡部提夹输卵管,使之折叠,距钳夹顶端1～1.5 cm处血管钳横夹输卵管,压挫肌层,4号丝线缝扎经过压挫的系膜,结扎压痕处,于结扎线以上剪去输卵管。

(4)输卵管伞端包埋法:于阔韧带前叶腹膜接近伞端处做一与输卵管垂直切口,长约2 cm。1号丝线缝穿输卵管浆肌层前后各一针,勿穿透内膜,将输卵管伞部引入阔韧带切口内,引出打结。1号丝线间断缝合阔韧带切缘与输卵管浆肌层,以封闭切口。

(5)输卵管伞端切除法:钳夹输卵管伞端,切除后用4号丝线缝扎残端,继之包埋于阔韧带前叶内。

(6)输卵管切除法:钳夹输卵管系膜达子宫角部,再用血管钳夹住输卵管根部,切除输卵管,4号丝线缝扎残端,以圆韧带覆盖。

(六)术后处理

(1)术后7天拆线。

(2)术后1个月内禁止性生活。

三、输卵管吻合术

(一)适应证

(1)确诊为输卵管阻塞引起的不孕者。

(2)输卵管结扎术后要求恢复生育能力者。

(二)禁忌证

(1)急性盆腔炎患者。

(2)全身严重疾病患者。

(三)术前准备

(1)行子宫输卵管造影检查以明确输卵管阻塞的部位及宫腔有无病变,手术时间要在造影 3 个月后施行。

(2)术前备皮,留置导尿管,肠道准备。

(3)手术时间在月经干净后 3～7 天为宜,此时输卵管黏膜较薄,断端容易对合,故增殖早期是最好的手术时机。

(4)手术时可配合使用眼科放大镜或手术显微镜,并备齐显微外科所用器械。

(5)术前在阴道内填塞消毒纱布以便使子宫靠近腹壁。

(6)术前准备无创伤缝合线。

(四)麻醉与体位

腰麻或硬膜外麻醉。患者取仰卧位。

(五)手术步骤

(1)下腹部纵(横)向切口进腹,提起子宫达切口处,子宫后方放盐水垫托起子宫,输卵管放于手术切口外。切口以刚好夹住固定子宫为宜。

(2)从输卵管伞端逆行通水,找到梗阻部位。

(3)注入生理盐水 1 mL 于阻塞的输卵管浆膜下,呈白色水泡状。

(4)纵向切开水疱的浆膜 1 cm,分离、暴露输卵管管腔。

(5)剪去阻塞段输卵管管腔和周围的瘢痕,暴露输卵管两端断端,显微镜下使两端管腔大小相似。

(6)血管夹固定两端并使断端管腔靠拢、对正,7-0 号可吸收线间断缝合两端输卵管,以 2～4 针为宜。

(7)6-0 号可吸收线横行缝合输卵管浆膜面。缝好输卵管后,应从伞端逆行通水,以证实管腔已通畅。

(8)同法处理对侧输卵管。

(9)常规逐层关腹。

(六)术后处理

(1)注意外阴清洁,预防性应用抗生素。酌情应用抗组胺药物,以减轻吻合口水肿。

(2)术后保留导尿管1天,术后6～7天拆线。

(3)术后行输卵管通液1次,下次月经干净后3～7天再通液1次。

(4)术后3个月行子宫输卵管造影术,术后半年可妊娠。

四、输卵管、卵巢切除术

(一)适应证

(1)输卵管、卵巢炎性包块,输卵管、卵巢囊肿及脓肿,输卵管、卵巢良性肿瘤。

(2)输卵管、卵巢子宫内膜异位症。

(3)卵巢去势手术。

(二)禁忌证

(1)患者一般情况差不能耐受手术者。

(2)患者合并严重内、外科疾病不宜手术者。

(三)注意事项

(1)巨大卵巢囊肿自切口娩出时,必须缓慢,以防血压骤然下降。

(2)大卵巢囊肿若徒手娩出困难或娩出时可能致囊肿破裂者,可行穿刺放囊液,穿刺点周围用干纱布保护,以免囊液溢入腹腔。

(3)取下的卵巢肿瘤须送冷冻切片检查,以确定良、恶性。

(四)术前准备

同全子宫切除术。

(五)麻醉与体位

同全子宫切除术。

(六)手术步骤

1.切口

取下腹正中纵切口或取下腹横切口。

2.探查腹腔

探查子宫附件及其与周围的关系。有粘连者,钝性加锐性分离粘连,使输卵管、卵巢与子宫恢复解剖关系。

3.处理卵巢悬韧带

用组织钳提起输卵管峡部及卵巢固有韧带,将卵巢悬韧带伸展。用两把长弯止血钳钳夹卵巢悬韧带所有血管,在两血管钳中间间断。以圆针 2-0 号可吸收线贯穿缝扎卵巢悬韧带两断端,近盆壁端可再扎 1 次,如果卵巢悬韧带蒂宽,止血钳又接近输卵管,不会损伤输尿管。但如果卵巢悬韧带因炎症缩短,则应特别注意输尿管与卵巢血管之间的关系,必要时可将卵巢悬韧带腹膜剪开,直视下避开输尿管,分离血管而结扎。

4.切除病变的附件

将病变的输卵管、卵巢提起,用两把长止血钳钳夹近子宫的输卵管、卵巢固有韧带及其前后侧阔韧带腹膜,切开血管钳间组织,取下病变的输卵管、卵巢,并以圆针 2-0 号可吸收线贯穿缝扎近子宫端的断端。如果剩余的阔韧带前后叶腹膜透明,也可分别予以剪开至子宫角部,最后于子宫角部钳夹切断、缝扎卵巢固有韧带及输卵管。如果输卵管近间质部被炎症累及,则输卵管间质部做楔形切除(见输卵管切除术)。

5.包埋断端

子宫角部创面用圆韧带覆盖。如残端间隔较大,则用 2-0 号可吸收线直接缝合阔韧带前后叶腹膜而包埋断端。

6.常规关腹

(七)术后处理

(1)注意外阴清洁,预防性应用抗生素或不用抗生素。

(2)术后保留导尿管 24 小时。

(3)术后 7 天拆线。

五、卵巢肿瘤剥除术

(一)适应证

(1)赘生性囊肿,如滤泡囊肿、黄体囊肿、卵巢冠囊肿、巧克力囊肿等。

(2)卵巢良性肿瘤,如畸胎瘤、浆液性囊腺瘤等。

(3)未达绝经期的妇女患双侧良性肿瘤要求保留卵巢功能者。

(二)禁忌证

(1)卵巢肿瘤过大,无正常卵巢组织者。

(2)卵巢肿瘤合并感染者。

(3)怀疑恶性者。

(三)术前准备

同卵巢切除术。

(四)麻醉与体位

同卵巢切除术。

(五)手术步骤

(1)切开腹壁,根据肿瘤大小选择切口大小,以能将肿瘤从切口取出为准。

(2)探查及取出卵巢,如有粘连,先行分离。

(3)切开卵巢皮质,肿瘤周围以盐水垫,沿卵巢肿瘤与正常卵巢组织分界处弧形切开卵巢皮质。

(4)剥离肿瘤,组织钳提起切缘,以手指或刀柄进行分离,完整剥离肿瘤。

(5)剖视切除肿瘤。

(6)缝合卵巢,如创面有出血,先用细丝线结扎止血,内部以 3-0 号可吸收线间断缝合 1 层或 2 层。如创缘不整齐,先修剪整齐,包膜连续扣锁或褥式缝合。

(7)检查缝合的卵巢有无出血。如有出血,先压迫止血,如不起效,则缝扎止血。

(8)仔细检查对侧卵巢有无异常。

(9)常规缝合腹壁各层。

(六)术后处理

(1)注意外阴清洁,预防性应用抗生素。

(2)术后保留导尿管 1 天。

(3)术后 7 天拆线。

(4)术后 1 个月内禁止性生活。

第四章　盆腔炎性疾病

第一节　慢性盆腔炎

一、概述

若盆腔炎性疾病未得到及时正确的诊断或治疗，可能会发生盆腔炎性疾病后遗症，即慢性盆腔炎。

二、临床表现

(1)不孕。

(2)异位妊娠。

(3)慢性下腹痛。

(4)盆腔炎性疾病反复发作。

(5)妇科检查：若为输卵管病变，则在子宫一侧或两侧触到呈条索状增粗输卵管，并有轻度压痛，若为输卵管积水或输卵管及卵巢囊肿，则在盆腔一侧或两侧触及囊性肿物，活动多受限，若为盆腔结缔组织病变，子宫常呈后倾后屈，活动受限或粘连固定，子宫一侧或两侧有片状增厚、压痛，宫骶韧带常增粗、变硬，有触痛。

三、诊断要点

(1)有急性盆腔炎史。

(2)慢性下腹痛：下腹部坠胀、疼痛及腰骶部酸痛，常在劳累、性交后及月经前后加剧。

(3)不孕及异位妊娠史。

(4)月经异常：月经量增多，月经失调或月经不规则。

(5)全身症状:可有低热、易疲倦。病程较长,部分患者可有精神不振、失眠、周身不适等神经衰弱症状。

(6)妇科检查:子宫颈可有举痛,子宫大小正常或稍大、压痛、活动度受限。附件区压痛明显,有时可扪及肿物。子宫旁结缔组织炎时,可扪及下腹一侧或两侧有片状增厚,严重时呈冰冻样骨盆。有盆腔脓肿形成时,则可在子宫直肠凹触到有波动的包块。

(7)B超检查:对输卵管及卵巢脓肿、盆腔积脓的诊断有价值,可以在盆腔不同部位发现囊肿。

四、治疗

慢性盆腔炎需根据不同情况选择治疗方案。不孕患者多需要辅助生育技术协助受孕。

(一)一般治疗

加强患者心理治疗,解除思想顾虑,增强治疗信心,鼓励患者增加营养,加强体质锻炼,避免重体力劳动,以提高机体抵抗力。

(二)中药治疗

中药治疗在慢性盆腔炎治疗中起重要作用,它可缓解组织粘连、促进炎症吸收。

(三)物理治疗

激光疗法、超短波疗法、微波疗法、中波直流电离子透入法、紫外线疗法等。

(四)手术治疗

长期治疗无效,患者症状重,特别是盆腔已形成包块,如输卵管积水或输卵管及卵巢囊肿等,可考虑手术治疗。

五、注意事项

慢性盆腔炎是妇科常见疾病,如不能及时明确诊断,延误治疗,将给患者的生活和工作带来严重影响。由于目前尚无单个或联合的诊断指标能可靠地预测慢性盆腔炎,因此要求每一名临床医师都要认真地询问病史,详细地体格检查并采取必要的辅助检查以明确诊断,减轻患者的痛苦。

第二节　慢性下腹痛

一、概述

慢性下腹痛是指非月经期的下腹痛持续 6 个月或以上，产生功能障碍或需要药物或手术治疗。慢性下腹痛可能是由妇科生殖系统疾病、泌尿系统疾病、消化系统疾病、肌肉骨骼系统疾病、精神神经功能疾病引起。妇科恶性肿瘤、子宫内膜异位症、盆腔淤血综合征、盆腔炎性疾病、盆腔粘连、结核性输卵管炎等妇科疾病均可引起慢性下腹痛。

二、临床表现

(一)妇科原因所致慢性下腹痛

1.子宫内膜异位症

子宫内膜异位症是指出现具有子宫内膜组织结构和功能的异位组织，即子宫内膜位于宫腔之外。子宫内膜异位症相关疼痛的典型症状包括周期性的下腹痛、痛经及性交痛，疼痛多以痛经开始，一般是在青春期或壮年期即有痛经，而且这种经期腹痛具有进行性加重的特点。子宫内膜异位症另一个特点是有性交痛的表现。

2.盆腔淤血综合征

盆腔淤血综合征是因为盆腔静脉曲张或淤血所造成的疼痛。盆腔淤血所致的疼痛为钝痛和隐痛，持久站立时疼痛加重，卧位休息时可缓解，疼痛涉及整个盆腔部位。多数患者有痛经现象，一般在经前就开始疼痛，常为充血性痛经。

3.慢性盆腔炎

下腹部坠胀、疼痛及腰骶部酸痛，常伴乏力、白带多等，常在劳累、性交后及月经前后加剧。慢性下腹痛常发生在盆腔炎性疾病急性发作后的 4～8 周。妇科查体时可有附件区增厚或可触及肿物，可有压痛。

4.盆腔粘连

盆腔粘连是盆腔结构经纤维组织非正常的连接在一起，其引起的盆腔疼痛一般在突然活动、性交或某些体育活动后加剧。

5.妇科恶性肿瘤

如卵巢癌、子宫颈癌等，晚期肿瘤组织浸润周围组织或压迫神经等可引起下腹部或腰骶部疼痛。

(二)非妇科原因所致的慢性下腹痛

1.肛提肌痉挛

这是较易被忽视的慢性下腹痛的病因之一,患者多诉下腹痛和下坠感,尤其是每天的下午和晚上,常向后背和腰骶部放射,月经前可加重,但周期性加重不如子宫内膜异位症和盆腔淤血综合征典型。症状在排便时加重,卧位时缓解。体格检查时,可触及有肛提肌疼痛,疼痛在嘱患者收缩肛提肌时加重。

2.梨状肌痉挛

梨状肌的作用是外旋大腿,梨状肌痉挛多表现为外旋大腿时,如休息后迈步时或上楼、骑车时出现疼痛,无明显周期性;体检时,大腿外旋或触及梨状肌时疼痛加重。

3.尿道综合征

临床表现为尿路刺激征及膀胱刺激症状,常无特异性病理改变,常见的症状有会阴部刺激症状、性交痛及耻骨上痛,易误诊为尿路感染。行膀胱尿道镜检查,部分患者可诊断为慢性尿道炎,若无异常发现,而症状又较明显,可考虑为尿路痉挛。

4.肠易激综合征

由胃肠道疾病引起,是一种常见的以腹痛或腹部不适伴排便习惯改变为特征的功能性肠病,缺乏形态学和生化学改变的生物学标志。其下腹痛的特点是进食后加重,肠蠕动后减轻,常有便意而又大便不尽的感觉,可伴有慢性便秘。这些症状常伴有精神因素,精神抑郁、紧张、焦虑时加重。妇科三合诊:乙状结肠部位常有压痛,但无其他肠道炎症的体征,腹部平片可除外其他急、慢性肠道疾病。

5.过重体力劳动及性过度

有研究发现慢性下腹痛与年轻时过重体力劳动有关,也有人发现有性过度史的妇女患慢性下腹痛较多。

6.自主神经紊乱

该类患者常伴有不同程度的焦虑、抑郁、敌对心理及其他心理症状。但精神心理异常是疼痛的原因还是疼痛的结果,尚不清楚。

三、诊断要点

慢性下腹痛是临床上比较难诊断的疾病,其病因复杂,病情反复发作,单凭临床症状和体征尚不能确诊。B超和腹腔镜检查是慢性下腹痛诊断的常规方法,特别是腹腔镜的广泛应用,使之成为目前诊断慢性下腹痛的金标准。一些腹痛症状不符合某一特定疾病的诊断且持续半年以上,可诊断为慢性下腹痛。了解慢性下腹痛的病因和疾病的相关情况对治疗非常有用。有下腹部坠胀、疼痛及腰骶部酸痛等临床表现,常有急性盆腔炎发作及反复发作史,性交后、月经初、劳累后及机体抵抗力降低后症状加重等可能为慢性盆腔炎所致慢性下腹痛。例如有些患者有严重的痛经(尤其是既往痛经不严重的患者),有深部性交痛,有随经期加重的腰骶部疼痛,有排便痛,不孕不育,那么可能有子宫内膜异位症。而盆腔手术或盆腔注射或宫内节育器的使用可导致粘连。久站或性交后下腹痛或低位腰痛,仰卧后缓解可能和盆腔淤血综合征有关。

四、治疗

在针对慢性下腹痛的治疗的循证医学中,大多数方法只能缓解疼痛,包括躯体治疗、心理治疗、饮食调整、环境因素等。非麻醉类的止痛药,包括对乙酰氨基酚(扑热息痛)、阿司匹林、非甾体抗炎药被认为是治疗慢性下腹痛的一线用药。如果疼痛是周期性的(如子宫内膜异位症),那么激素治疗是有效的。激素疗法包括口服避孕药,口服长效孕激素,或促性腺激素释放激素类似物的治疗。慢性盆腔炎导致的慢性下腹痛目前尚无有效的治疗方法,主要以物理治疗、中药治疗为主,对于再次急性发作需用抗生素治疗者,或对经保守治疗无效的严重下腹痛患者,可选择手术治疗,手术以彻底去除病灶为原则。输卵管积水者需行手术治疗。如对于明确子宫内膜异位症的患者的治疗应根据患者的年龄、症状、病变部位和范围、生育要求等全面考虑,制订个体化方案。症状及病变均严重的年长患者可行根治性手术。对于顽固性慢性下腹痛患者,现妇科医师多采用手术治疗,目前临床上常采用的手术方法有腹腔镜下骶神经切断术和骶前神经切断术。

五、诊治注意事项

子宫内膜异位症引起的不育患者,不论病情轻重,宜手术去除病灶,创造条件早日妊娠,病情重者术后可采用助孕技术。年轻无生育要求的重症患者可行保留卵巢功能的手术,术后辅以激素治疗。

慢性下腹痛的产生是多系统、多因素共同作用的结果,妇科疾病,消化系统、泌尿系统、骨骼肌肉系统、神经系统疾病或是心理疾病均可能导致慢性下腹痛,慢性下腹痛的治疗应是多学科医师联合协作才能取得较好的疗效,应针对不同年龄、不同病因采用不同个体化心理指导、药物、手术和其他相关方法,并以缓解患者疼痛症状和提高生活质量为主要目的。

第三节 盆腔结核

女性盆腔结核又称结核性盆腔炎,是指女性盆腔包括盆腔生殖器官(卵巢、输卵管、子宫)及盆腔腹膜与子宫周围的结缔组织的炎症。一般认为常继发于肺结核、腹膜结核。此病输卵管结核最多见,占 85%～95%。

一、临床表现

(1)不孕。

(2)月经失调。

(3)下腹坠痛。

(4)发热、盗汗、乏力、食欲缺乏、体重减轻等全身症状。

(5)妇科检查无特异性,若附件受累可在子宫两侧触及条索状的输卵管或输卵管与卵巢等粘连形成的大小不等及形状不规则的肿块,质硬,表面不平,呈结节状突起或可触及钙化结节。合并腹膜结核者,检查腹部时可有柔韧感或腹水征。

二、诊断要点

(1)子宫内膜病理检查:找到结核结节及干酪样坏死是最可靠的依据。

(2)细菌学诊断方法:涂片和培养及分子生物学检查发现结核杆菌。

(3)子宫输卵管碘油造影:可显示盆腔内结核,表现为宫腔狭窄、粘连、边缘呈齿状,输卵管不同程度阻塞、狭窄、变细、盆腔内钙化等。

(4)腹腔镜检查:探查＋活检＋培养,注意同时探查上腹腔。

(5)超声检查。

(6)结核菌素试验:但不可靠。

三、治疗

(一)抗结核药物治疗

抗结核药物治疗原则:早期、联合、适量、规律、全程。治疗方案与肺结核相同,常用的治疗方案为:①强化期 2 个月,每天异烟肼、利福平、吡嗪酰胺及乙胺丁醇四种药物联合应用,之后 4 个月为巩固期,每天连续应用异烟肼、利福平;或巩固期每周 3 次间歇应用异烟肼、利福平。②强化期每天异烟肼、利福平、吡嗪酰胺及乙胺丁醇四种药物联合应用 2 个月,巩固期每天应用异烟肼、利福平、乙胺丁醇,连续 4 个月;或巩固期每周 3 次应用异烟肼、利福平、乙胺丁醇,连续 4 个月。第一个方案可用于初次治疗的患者,第二个方案多用于治疗失败或复发的患者。

(二)支持疗法

休息,适当体育锻炼。

(三)手术治疗

手术指征:①盆腔包块经药物治疗后缩小,但不能完全消退者;②治疗无效或治疗后反复发作,或难以与盆、腹腔恶性肿瘤鉴别者;③盆腔结核形成较大的包块或较大的包裹性积液者;④子宫内膜结核严重,内膜破坏广泛,药物治疗无效者。

四、注意事项

对临床上原因不明的腹痛、腹胀、腹部包块、不孕患者应全面分析病史,结合体检、多种辅助手段加以鉴别,如难以明确,及早剖腹探查。

第五章

外阴阴道疾病

第一节　外阴阴道感染性疾病

一、非特异性外阴炎

（一）概述

外阴部的皮肤或黏膜发炎称为外阴炎，分急性和慢性两种。外阴及阴道炎症是妇科最常见疾病，各年龄组均可发病，可单独存在，也可两者同时存在。

（二）临床表现

1.症状

外阴皮肤瘙痒、疼痛、烧灼感等。

2.体征

急性外阴充血、肿胀、糜烂，常有抓痕；严重者形成溃疡或湿疹，腹股沟淋巴结肿大、压痛，体温可升高。慢性炎症可使皮肤增厚、粗糙、皲裂，甚至苔藓样变。

3.辅助检查

分泌物检查有无特殊感染。

（三）鉴别诊断

1.外阴湿疹

具有多形性、对称性、瘙痒和易反复发作等特点。

2.外阴银屑病

病程较长，有易复发倾向，以红斑、鳞屑为主，全身均可发病，以头皮、四肢伸侧较为常见，多在冬季加重。

3.外阴癌

最常发生在大阴唇,其次是小阴唇、阴道前庭及阴蒂等处。首先出现局部结节或肿块,并逐渐增大、坏死、破溃及感染,分泌物增多,伴有瘙痒疼痛感。肿物可呈乳头状或菜花样,并可迅速扩大,累及肛门、直肠和膀胱等。活体组织病理切片检查可确诊。

(四)诊断要点

依据患者病史、查体及辅助检查,诊断可明确。

(五)治疗

(1)注意个人卫生,勤换内裤,保持外阴清洁、干燥。

(2)积极寻找病因,若发现糖尿病应及时治疗;若有尿瘘、粪瘘应及时行修补术。

(3)药物治疗:①0.1%聚维酮碘或1:5 000高锰酸钾溶液坐浴,每天2次,每次15～30分钟,或抗菌消炎作用的药物外用。②中药:内服或熏洗。

(六)注意事项

注意个人卫生,穿纯棉内裤并经常更换,保持外阴清洁、干燥。

二、阴道炎

正常阴道分泌物清亮、透明、无味,不引起外阴刺激症状。任何原因将阴道菌群之间的生态平衡打破,均可形成条件致病菌,导致炎症。

(一)细菌性阴道病

1.概述

阴道内正常菌群失调所致的一种混合感染,因乳酸杆菌减少,其他微生物大量繁殖导致阴道炎症。

2.临床表现

(1)症状:10%～40%的患者无临床症状;有症状者,阴道分泌物增多,鱼腥臭味,性交后加重,可伴轻度外阴瘙痒或灼热感。

(2)体征:阴道黏膜无充血的炎症表现,分泌物为灰白色,均匀一致,稀薄,常黏附于阴道壁,容易将分泌物从阴道壁拭去。

3.鉴别诊断

(1)滴虫性阴道炎:呈泡沫性、恶臭味的脓性绿色分泌物。阴道红斑,"草莓状"子宫颈。外阴有烧灼感和奇痒,阴道分泌物湿片法检查可见镜下阴道毛滴虫。

(2)假丝酵母(念珠菌)性阴道炎:最常见的症状是白带多,外阴及阴道灼热瘙痒。波及尿道,也可有尿频、尿急、尿痛等症状。

4.诊断要点

(1)均质、稀薄、白色阴道分泌物,常黏附于阴道壁。

(2)线索细胞阳性且>20%。

(3)阴道分泌物 pH>4.5。

(4)胺臭味试验阳性。

上述 4 项中 3 项阳性,可临床诊断为细菌性阴道病。

5.治疗

治疗原则为选用抗厌氧菌药物。

(1)口服药物:首选甲硝唑 400 mg,每天 2 次,连用 7 天;其他:替硝唑 1 g,每天 1 次,连用 5 天;硝呋太尔 0.4 g,每天 3 次,连用 7 天。

(2)局部药物治疗:甲硝唑栓剂 200 mg,每晚 1 次,连用 7 天。

(3)性伴侣不需常规治疗。

6.注意事项

(1)细菌性阴道病是正常微生物菌群失调,细菌定性培养的意义不大。

(2)阴道分泌物涂片,根据各种细菌的相对浓度也可诊断。

(3)妊娠期细菌性阴道病,有症状的孕妇需筛查及治疗。用药方案:甲硝唑 400 mg,口服,每天 2 次,连用 7 天。

(二)外阴阴道假丝酵母病

1.概述

外阴阴道假丝酵母病的病原体为假丝酵母,属机会致病菌,主要为内源性传染,口腔、肠道、阴道 3 个部位的假丝酵母可互相传染。在全身及阴道局部细胞免疫能力下降,假丝酵母大量繁殖并转化为菌丝相时,才出现症状。

2.临床表现

(1)症状:外阴瘙痒、灼痛,性交痛及尿痛。

(2)体征:阴道黏膜充血,分泌物增多,特征是白色厚稠呈凝乳或豆腐渣样。

(3)妇科检查:外阴红斑、水肿,常伴有抓痕,严重者皮肤皲裂、表皮脱落。阴道黏膜红肿,小阴唇内侧及阴道黏膜附有白色块状物。

3.鉴别诊断

(1)滴虫性阴道炎:呈泡沫性、恶臭味的脓性绿色分泌物。阴道红斑,"草莓状"子宫颈。外阴有烧灼感和奇痒,阴道分泌物湿片法检查可见镜下阴道毛滴虫。

(2)细菌性阴道炎:主要表现为白带增多,为灰色或灰绿色,均质,如面糊样黏稠度,可有许多气泡,易擦拭,有烂鱼样恶臭,妇女月经后或性交后恶臭加重,性伴侣生殖器上也可发出同样的恶臭味。

4.诊断要点

(1)主要症状为外阴瘙痒、灼痛,部分有豆腐渣样分泌物。

(2)确诊依据阴道分泌物检查发现假丝酵母的芽生孢子或假菌丝体。

5.治疗

消除诱因,选择局部或全身真菌药物治疗,根据疾病分类决定疗程长短。

(1)局部用药:可阴道内放药。①咪康唑栓剂:每晚 1 粒(200 mg),连用 7 天;或每晚 1 粒(400 mg),连用 3 天;晚 1 粒(1 200 mg)单次用药。②克霉唑栓剂:每晚 1 粒(150 mg),连用 7 天;或早晚 1 粒(150 mg),连用 3 天;晚 1 粒(500 mg)单次用药。③制霉菌素栓剂:每晚 1 粒(100 000 U),连用 10～14 天。

(2)全身用药:对不能耐受局部用药、未婚妇女、月经期及不愿局部用药者,可选用口服药物氟康唑 150 mg,顿服。

6.注意事项

(1)若外阴阴道假丝酵母病症状持续存在或诊断后 2 个月内复发者,需再次复诊。

(2)长期口服抗真菌药物应注意监测肝、肾功能及其他有关毒副作用。

(3)复发性外阴阴道假丝酵母病的治疗:1 年内有症状并经真菌学证实的外阴阴道假丝酵母病发作 4 次或以上,称为复发性外阴阴道假丝酵母病。其治疗分为初始治疗和巩固治疗。

(4)妊娠合并假丝酵母阴道炎:局部治疗为主,禁用口服唑类药物。

(5)重度外阴阴道假丝酵母病,局部或全身治疗均应延长治疗时间。

(6)单纯性外阴阴道假丝酵母病患者的性伴侣不需常规治疗,复发性外阴阴道假丝酵母病或有症状的性伴侣需常规治疗。

(7)随访:在治疗结束后 7～14 天和下次月经后随访,两次阴道分泌物真菌学检查为阴性,为治愈。对重度外阴阴道假丝酵母病在治疗结束后 7～14 天,1 个月,3 个月,6 个月各随访 1 次。

(三)滴虫性阴道炎

1.概述

滴虫性阴道炎的病原体是阴道毛滴虫,以性接触为主要传播方式,也可间接传播。

2.临床表现

(1)症状:稀薄脓性、黄绿色、泡沫状阴道分泌物、有臭味;外阴瘙痒,伴或不伴灼热、疼痛、性交痛及尿路感染。

(2)体征:阴道壁充血、散在出血点、子宫颈有"草莓样"出血斑点。

3.鉴别诊断

(1)细菌性阴道炎病:此病临床 $10\%\sim50\%$ 的患者无症状,有症状者多诉有鱼腥臭味的灰白色的白带,阴道灼热感、瘙痒。

(2)念珠菌性阴道炎:最常见的症状是豆渣样白带,外阴及阴道灼热、奇痒无比。波及尿道,也可有尿频、尿急、尿痛等症状。

4.诊断要点

(1)黄绿色泡沫样分泌物。

(2)外阴瘙痒。

(3)最常用的诊断方法是阴道分泌物湿片法,镜下见到活动的阴道毛滴虫。

5.治疗

(1)全身用药。推荐方案:甲硝唑 2 g,单次口服,或替硝唑 2 g,单次口服。替代方案:甲硝唑 400 mg,每天 2 次,连用 7 天。一旦发现不良反应应停药,换用局部用药。

(2)阴道局部用药:甲硝唑阴道泡腾片或 0.75% 甲硝唑凝胶。

(3)性伴侣应同时进行治疗,治愈前应避免无保护性交。

6.注意事项

(1)甲硝唑用药期间及停药 24 小时内,替硝唑用药期间及停药 72 小时内禁止饮酒,哺乳期用药不宜哺乳。

(2)取分泌物前 $24\sim48$ 小时避免性交、阴道灌洗或局部用药;窥器不涂润滑剂,取样后及时送检。

(3)妊娠合并滴虫性阴道炎治疗同上,但需要得到患者及家属的知情同意。

(4)局部用药疗效低于全身用药,对硝基咪唑类药物过敏或不能耐受者,换用其他药物疗效减低。

(5)随访:治疗后无症状者不需随访。

(四)萎缩性阴道炎

1.概述

萎缩性阴道炎为雌激素水平降低、局部抵抗力下降引起的以需氧菌感染为主的炎症。

2.临床表现

(1)症状:外阴灼热不适、瘙痒及阴道分泌物增多。分泌物稀薄,呈淡黄色,感染严重者呈脓血性白带,常伴有性交痛。

(2)体征:阴道呈萎缩样改变,黏膜皱襞消失、萎缩、菲薄,有时可见散在出血点、出血斑或浅表性溃疡。

3.鉴别诊断

(1)真菌性阴道炎:非糖尿病妇女较少见。真菌感染时白带呈豆腐渣或凝乳状,白带涂片找到真菌的菌丝及芽孢方可确诊。

(2)滴虫性阴道炎:因老年人阴道内pH升高,不利于滴虫生长,故老年妇女滴虫性阴道炎较少。但因其与老年性阴道炎症状相似,应借助白带涂片找到毛滴虫来鉴别。

(3)淋菌性阴道炎:因性病的蔓延,绝经后妇女也可患此病。可疑者取子宫颈分泌物涂片行革兰氏染色检查,还可做分泌物淋病奈瑟菌培养。目前聚合酶链反应是较敏感的检测方法。

(4)外阴及阴道癌:对久治不愈的外阴、阴道溃疡应及时行活检,以排除此病。

(5)子宫颈癌、子宫内膜癌:老年性阴道炎伴血性白带时,应高度警惕是否有子宫颈癌及子宫内膜癌。应常规行子宫颈刮片进行阴道细胞学检查,必要时做子宫颈活检及分段诊断性刮宫,进行病理学检查加以鉴别。

4.诊断要点

(1)根据绝经、卵巢手术史、盆腔放射治疗史或药物性闭经史及临床表现,一般不难诊断。

(2)检查:阴道黏膜萎缩性改变,上皮皱襞消失、萎缩、菲薄。可见散在出血点、出血斑,散在甚至浅表性溃疡。

(3)分泌物检查:见大量基底层细胞和白细胞。

5.治疗

治疗原则为补充雌激素,增强阴道免疫力,抑制细菌生长。

(1)雌激素制剂:局部给药,也可全身给药。雌三醇软膏局部涂擦,每天1~

2次,连用14天。全身用药,可雌、孕激素连续、联合用药,也可替勃龙2.5 mg,每天1次。

(2)阴道局部应用抗生素:如诺氟沙星100 mg,每晚1次,7～10天为1个疗程。

6.注意事项

(1)对血性白带,应与子宫恶性肿瘤鉴别,需常规做子宫颈细胞学检查,必要时分段诊断性刮宫。

(2)对阴道壁的肉芽或溃疡,需与阴道癌鉴别,可行局部活检。

(五)婴幼儿外阴阴道炎

1.概述

因婴幼儿外阴发育差、雌激素水平低及阴道内异物等造成激发感染所致。

2.临床表现

(1)症状:阴道分泌物增多,呈脓性,外阴痛痒,患儿哭闹、烦躁不安或用手搔抓外阴。伴有下尿路感染,出现尿急、尿频、尿痛。若有小阴唇粘连,排尿时尿流变细、分道或尿不成线。

(2)体征:外阴、阴蒂、尿道口、阴道口黏膜充血、水肿,有时可见脓性分泌物自阴道口流出。病变严重者,外阴可见溃疡,小阴唇可发生粘连,粘连的小阴唇有时遮盖阴道口及尿道口。

3.鉴别诊断

(1)滴虫或真菌性外阴炎:少见,分泌物的涂片及培养可明确诊断。

(2)蛲虫性外阴炎:由肠道蛲虫通过粪便传至外阴、阴道而引起的外阴的炎症。其特点为外阴及肛门处奇痒,分泌物量多,呈稀薄黄脓性液体。可通过粪便虫卵检查及肛门周围或外阴见到蛲虫以明确诊断。

(3)幼女急性淋病:以局部疼痛、排尿困难为其特征,检查时可见分泌物增多,前庭、尿道口、外阴部甚至肛周出现红肿破溃,分泌物涂片可找到典型肾形的革兰氏阴性双球菌。

4.诊断要点

采集病史常需要详细询问女孩母亲,同时询问母亲有无阴道炎病史,结合症状及检查所见,通常可作出初步诊断。用细棉拭子或吸管取阴道分泌物找阴道毛滴虫、假丝酵母或涂片行革兰氏染色做病原学检查,以明确病原体,必要时做细菌培养。

5.治疗

治疗原则:①保持外阴清洁、干燥,减少摩擦。②针对病原体选择相应口服抗生素治疗,或用吸管将抗生素溶液滴入阴道。③对症处理:有蛲虫者,给予驱虫治疗;若阴道有异物,应及时取出;小阴唇粘连者外涂雌激素软膏后,多可松解,严重者应分离粘连,并涂以抗生素软膏。

6.注意事项

(1)在检查时还应做肛诊,排出阴道异物及肿瘤。对有小阴唇粘连者,应注意与外生殖器畸形鉴别。

(2)病原体常通过患儿母亲或保育员的手、衣物、毛巾、浴盆间接传染。

第二节 外阴上皮内非瘤样病变

外阴上皮内非瘤样病变是指女性外阴皮肤和黏膜组织发生变性及色素改变的一组慢性疾病。包括鳞状上皮增生、外阴硬化性苔藓和其他皮肤病,临床上把前两者统称为外阴白色病变。

一、外阴鳞状上皮增生

(一)概述

外阴鳞状上皮增生为以外阴瘙痒为主要症状的鳞状上皮细胞良性增生的外阴疾病。

(二)临床表现

多见于 50 岁以前的中年妇女,恶变率 2%~5%,确诊靠组织学检查。

1.症状

外阴瘙痒,患者多难以忍受。主要累及大阴唇、阴唇前庭、阴蒂包皮、阴唇后联合等处,病变可呈孤立性、局灶性或多发性、对称性。

2.体征

早期病变:皮肤呈暗红色或粉色,角化过度部位呈白色;晚期病变:皮肤如皮革,色素增加,苔藓样变,重者可见搔抓痕、皲裂、溃疡。

（三）鉴别诊断

1.外阴白癜风

外阴白癜风为黑色素细胞被破坏所引起的疾病。外阴皮肤出现界限分明的发白区，表面光滑润泽，质地完全正常。无自觉症状，身体其他部位也可发现相同病变。

2.特异性外阴炎

假丝酵母外阴炎、滴虫外阴炎、糖尿病外阴炎等分泌物及糖尿病长期刺激，均可导致外阴表皮角化过度、脱落而呈白色。假丝酵母外阴炎、滴虫外阴炎均有分泌物增多、瘙痒，分泌物检查可发现病原体；若外阴皮肤对称发红、增厚，伴有严重瘙痒，但阴道分泌物不多，可能为糖尿病外阴炎。特异性外阴炎在原发疾病治愈后，白色区随之消失。

3.外阴上皮内瘤变

老年女性，多表现为外阴瘙痒、皮肤破损、烧灼感及溃疡，程度轻重不一，多为单发病灶。病理检查可明确诊断。

4.外阴癌

外阴病变反复治疗无效，且出现溃疡长期不愈，特别是结节隆起时，应警惕局部癌变的可能，局部活检确诊。

（四）诊断要点

病理检查可确诊，病理为表皮层角化过度和角化不全，棘细胞层增厚，但上皮细胞排列整齐、无异型性。

（五）治疗

局部治疗结合物理治疗。

1.一般治疗

保持外阴清洁干燥，严禁搔抓，提倡温水洗外阴，穿纯棉内裤。忌烟酒及食辛辣、过敏食物。

2.药物治疗

糖皮质激素局部治疗，如曲安奈德软膏、氟轻松软膏，每天涂擦3～4次；瘙痒缓解后改用氢化可的松软膏等。

3.物理治疗

聚焦超声、二氧化碳激光或氦氖激光治疗、冷冻、波姆光治疗，破坏深达2 mm的皮肤层。

4.外科治疗

仅适用:①已有不典型增生、恶变或恶变可能;②反复药物或物理治疗无效者。

(六)注意事项

(1)若外阴病变反复治疗无效,且出现溃疡长期不愈,特别是结节隆起时,应警惕局部癌变的可能,及早行局部活检确诊。

(2)活检取材应在皲裂、溃疡、隆起、硬结或粗糙处进行,并应选择不同部位多点取材。

二、外阴硬化性苔藓

(一)概述

外阴硬化性苔藓是一种以外阴及肛周皮肤萎缩变薄、色素减退变白为主要特征的疾病。

(二)临床表现

可发生于任何年龄,绝经妇女最常见,其次为幼女。

1.症状

外阴病损区瘙痒及烧灼感。

2.体征

病损常位于大阴唇、小阴唇、阴蒂包皮、阴唇后联合及肛周,多呈对称性。皮肤黏膜变白、变薄,失去弹性,干燥易皲裂。阴蒂常萎缩与包皮粘连,小阴唇萎缩,阴道口挛缩、狭窄。

(三)鉴别诊断

1.老年外阴生理性萎缩

老年外阴生理性萎缩仅见于老年妇女,其外阴萎缩与身体其他部位皮肤相同,表现为外阴皮肤各层及皮下脂肪层均萎缩,且无任何症状。

2.外阴白癜风

外阴皮肤出现界限分明的发白区,大小不等,形态不一。表面光滑润泽,质地完全正常。无自觉症状,都为后天发生,其病理改变主要为黑素细胞减少或消失,朗罕细胞增多。

3.慢性非特异性皮炎

亦可表现外阴皮肤发白,但本病多表现有外阴奇痒、烧灼感,以阴蒂较重,局部变白区呈花斑状,表皮增厚、干燥。而外阴白癜风则无此变化。局部病理活检可协助鉴别诊断。

(四)诊断要点

病理检查可确诊,病理为表皮萎缩、过度角化及黑素细胞减少,造成外阴苍白伴皮肤皱缩,极少发展为外阴癌。

(五)治疗

1.一般治疗

与外阴鳞状上皮细胞增生治疗相同。

2.局部药物治疗

丙酸睾酮、黄体酮油膏、0.05%氯倍他索软膏、1%氢化可的松软膏(幼女硬化性苔藓样变)。

3.物理治疗

与外阴鳞状上皮细胞增生治疗相同。

4.手术治疗

手术方法与外阴鳞状上皮细胞增生治疗相同。因恶变极少发生,很少采用手术治疗。

(六)注意事项

(1)幼女硬化性苔藓至青春期时有自愈可能,现多主张用1%氢化可的松软膏涂擦局部,症状多可缓解,但仍应长期定时随访。

(2)硬化性苔藓应与老年生理性萎缩相区别。

(3)活检取材应在皲裂、溃疡、隆起、硬结或粗糙处进行,并应选择不同部位多点取材。

第三节　外阴及阴道上皮内瘤变

上皮内瘤变是上皮层内细胞成熟不良、核异型性及分裂象增加,病理学上分为3级。Ⅰ级:轻度不典型增生;Ⅱ级:中度不典型增生;Ⅲ级:重度不典型增生,包括原位癌。

一、外阴上皮内瘤变

(一)概述

外阴上皮内瘤变是癌前病变,包括外阴鳞状上皮内瘤变和外阴非鳞状上皮内瘤变,多见于 45 岁左右妇女。按特点分为以下两类。①普通型外阴上皮内瘤变:与高危型 HPV 感染相关,多发生于年轻女性。②分化型外阴上皮内瘤变:与 HPV 感染无关,多发生于绝经后的女性,与外阴角化性鳞状细胞癌有关。

(二)临床表现

1.症状

(1)普通型外阴上皮内瘤变:常见于年轻女性,多无症状。

(2)分化型外阴上皮内瘤变:常见于老年女性,多表现为外阴瘙痒、皮肤破损、烧灼感及溃疡,程度轻重不一,多为单发病灶。

2.体征

可发生在外阴任何部位,见外阴丘疹、斑点、斑块或乳头状赘疣,单个或多个,融合或分散,灰白色或粉红色;少数为略高出皮面的色素沉着。

(三)鉴别诊断

1.外阴萎缩性硬化性苔藓

多发生于 41~60 岁妇女,皮损呈象牙白色丘疹,融合成各种大小与形状的斑块,皮损周围呈紫色,分界清楚而有光泽,触诊较硬,外阴皮肤呈白、干、硬、粗糙。

2.外阴增生型营养不良

多发生于 40 岁以上妇女,常先在阴道黏膜、小阴唇内外侧、阴蒂,继而延及大阴唇内侧,显示灰白色斑块,表面角化、粗糙,伴有浸润肥厚,常具有瘙痒感。

3.外阴早期癌

常表现为结节性肿物或略有疼痛,外阴瘙痒是最常见症状。

(四)诊断要点

确诊依据活体组织病理检查,对任何可疑病变应做多点活检。

(五)治疗

治疗的目的在于消除病灶、缓解症状和预防恶变。选择治疗方案综合考虑以下 3 个因素:①患者因素;②疾病因素;③治疗疗效。

1.局部药物治疗

该方法适用于病灶局限、年轻的普通型患者,可采用抗病毒、化学治疗、免疫药物外阴病灶涂抹。

2.物理治疗

浸润癌高危患者与溃疡者禁用。适用于累及小阴唇或阴蒂的病灶,多用于年轻患者病灶广泛的辅助治疗。

3.手术治疗

将病灶完全切除并进行病理组织学评定。术式包括:①局部扩大切除术;②外阴皮肤切除术;③单纯外阴切除术。

(六)注意事项

(1)对任何可疑病灶应做多点活检。

(2)在阴道镜下观察外阴、会阴、肛周皮肤组织的血管情况,在异型增生血管处取材。

(3)术式依据病变范围、分类和年龄来定。①局限的分化型病灶,手术切除边缘超过肿物外缘 0.5~1.0 cm;②老年人和广泛性外阴上皮内瘤变,手术范围是外阴皮肤及部分皮下组织,不切除会阴筋膜。③湿疹样癌则行单纯外阴切除术。

二、阴道上皮内瘤变

(一)概述

阴道上皮内瘤变是阴道鳞状细胞癌的癌前病变,约 5% 的阴道上皮内瘤变发展成为浸润癌。其病理诊断与宫颈上皮内瘤变相同,分为 Ⅰ、Ⅱ、Ⅲ 3 个级别。HPV 感染可能是诱发阴道上皮内瘤变的主要原因,其他高危因素有长期接受免疫抑制剂及曾经接受放射治疗。

(二)临床表现

1.症状

阴道分泌物增多、性交后出血。

2.体征

病灶多位于阴道上 1/3,单个或多个,红色或白色。散在的病灶呈卵圆形,稍隆起,表面有细刺状突起。

(三)鉴别诊断

1.阴道炎或阴道上皮萎缩

症状与体征往往与阴道上皮内肿瘤相同,主要靠病理检查鉴别。病理检查表现为:炎症时,见细胞增生,同时由于细胞质内糖原减少,核浆比例增大,但整个细胞极性保持,核分裂少,且多在深层。

2.人乳头状瘤病毒感染

此类感染的症状和体征与阴道上皮内肿瘤常无区别。其病理表现为细胞不典型增生位于中、浅层,并出现挖空细胞。

(四)诊断要点

依据典型的病史与临床表现可初步诊断,确诊依据活体组织病理检查,对任何可疑病变应做多点活检。

(五)治疗

1.随访

阴道 HPV 感染或阴道上皮内瘤变Ⅰ期的患者一般不需要给予特殊治疗,此类病变多能自行消退。可密切随访 1 年,必要时再治疗。

2.局部药物治疗

局部药物治疗适用阴道上皮内瘤变Ⅱ～Ⅲ期患者,用氟尿嘧啶软膏或 5％ 咪喹莫特乳膏涂于阴道病灶表面,每周 1～2 次,连续 5～6 次为 1 个疗程。

3.物理治疗

二氧化碳激光治疗对阴道上皮内瘤变有较好的疗效,也适用于局部药物治疗无效的患者。

4.放射治疗

对年老、体弱、无性生活要求的阴道上皮内瘤变Ⅲ期患者,可采用腔内放射治疗。

5.电环切除或手术切除治疗

对单个病灶可采用局部或部分阴道切除术,尤其是位于穹隆部的病灶。病灶广泛或多发者,可采用全阴道切除术,并行人工阴道重建。

(六)注意事项

(1)范围较广泛的病灶需做多点活检。

(2)应注意阴道后穹隆部位,阴道上皮内瘤变Ⅲ期的患者在该处有隐蔽癌灶。

第四节　外阴良性肿瘤

外阴良性肿瘤较少见,一般生长缓慢,无症状,包括上皮来源和中胚叶来源,偶有恶变。确诊靠病理组织学诊断,治疗多采用局部肿瘤切除。

一、外阴乳头状瘤

(一)概述

乳头状瘤较少见,以上皮增生为主的病变,有 2%～3% 的恶变率。

(二)临床表现

1.症状

中老年妇女多见,自述发现外阴肿物和瘙痒,小的肿瘤时有外阴不适感,大的乳头状瘤有摩擦感,因而可破溃、出血、感染。

2.体征

肿瘤呈软的带蒂类葡萄串状物或菜花状,突出于皮肤表面,表面有油脂。

(三)鉴别诊断

1.外阴皮脂腺囊肿

一般较小、较软,囊胞内含有臭味的黄色皮脂样物。活体组织病理检查可确诊。

2.外阴纤维瘤

质硬,表面光滑,呈分叶状,发生退变时可呈囊性,切面呈致密苍白色,有编织状结构。活体组织病理检查可确诊。

3.外阴癌

多有瘙痒、破溃,较多渗出液及脓性分泌物,包块形状多不规则,基底界限不清,伴有转移灶症状。活体组织病理检查可确诊。

4.外阴皮脂腺腺瘤

多发生于小阴唇,较小,质地较硬。活体组织病理检查可确诊。

(四)诊断要点

依据典型的病史与临床表现可初步诊断,依靠活检或肿瘤切除后的病理检查,大多可以确诊。镜下可见复层鳞状上皮,上皮的钉突变粗并向真皮纤维结缔组织内伸展。

(五)治疗

以肿瘤局部切除为主,切除物送病理检查。

(六)注意事项

(1)尽量全部切尽,切除不尽,术后可复发。

(2)术中做冰冻切片,若有恶变,按外阴癌的手术原则处理。

二、外阴纤维瘤

(一)概述

外阴纤维瘤来源于外阴结缔组织,由成纤维细胞增生而成,是最常见的外阴良性肿瘤。

(二)临床表现

1.症状

多发生于生育期女性。多发生于大阴唇,一般为小的或中等大小肿瘤。

2.体征

多单发,色泽如正常皮肤或呈淡黄色,质硬、实性、带蒂球形或卵圆形,表明分叶不规则。

(三)鉴别诊断

1.外阴平滑肌瘤

外阴平滑肌瘤好发于阴蒂、大阴唇、小阴唇,一般为单发,外形呈圆形或椭圆形,表面光滑,质地偏硬,有包膜,活动好,活检可确诊。

2.外阴皮脂腺囊肿

一般较小、较软,囊胞内含有臭味的黄色皮脂样物,活体组织病理检查可确诊。

3.外阴硬化性苔藓

可有外阴皮肤发白表现,有瘙痒、干燥、灼热感等症状,病变开始在大阴唇或会阴部出现散在性扁平的白色丘疹,后逐渐融合,病变区皮肤萎缩而菲薄,严重者可致阴道口狭窄。

(四)诊断要点

结合临床表现及组织病理学可诊断,镜下见成熟的成纤维细胞和胶原纤维组成。

(五)治疗

行局部肿瘤切除。切除组织标本送病理检查,一般术后不再复发。

(六)注意事项

沿肿瘤基底部切除。

三、外阴平滑肌瘤

(一)概述

外阴平滑肌瘤好发于阴蒂、大阴唇、小阴唇,一般为单发,外形呈圆形或椭圆形,表面光滑,质地偏硬,有包膜,活动好。外阴平滑肌瘤多来源于外阴的平滑肌、毛囊的竖毛肌或血管的平滑肌。

(二)临床表现

1.症状

外阴下坠感,局部摩擦,活动受限,可继发感染、溃疡。

2.体征

外阴部实质性包块,其表面光滑、质硬,突出于外阴皮肤表面或呈蒂状赘生,边界清楚,可推动,无压痛。

(三)鉴别诊断

1.外阴皮脂腺囊肿

一般较小、较软,囊胞内含有臭味的黄色皮脂样物。活体组织病理检查可确诊。

2.外阴乳头状瘤

多见于老年妇女,呈乳头状突起或疣状突起。活体组织病理检查可确诊。

3.外阴纤维瘤

质硬,表面光滑,呈分叶状,发生退变时可呈囊性,切面呈致密苍白色,有编织状结构。活体组织病理检查可确诊。

4.外阴癌

多有瘙痒、破溃,较多渗出液及脓性分泌物,包块形状多不规则,基底界限不清,伴有转移灶症状。活体组织病理检查可确诊。

5.外阴皮脂腺瘤

多发生于小阴唇,较小,质地较硬。活体组织病理检查可确诊。

（四）诊断要点

外阴部的肌瘤诊断比较容易，根据局部表现及病理检查，镜下见平滑肌细胞排列成束状，与胶原纤维束纵横交错或形成漩涡状结构，常伴退行性变。

（五）治疗

治疗原则为肌瘤摘除术。

四、外阴汗腺瘤

（一）概述

汗腺瘤多发生于大阴唇及会阴汗腺。由于小阴唇缺乏腺体，很少发生。多见于性发育成熟妇女。

（二）临床表现

1.症状

外阴发现硬结，少数可疼痛、刺痒、灼热等。

2.体征

界限清楚，隆起周围皮肤的结节，一般直径<1 cm。肿瘤与覆盖表面的薄层上皮黏着，但瘤体可推动。结节质地软硬不一，缓慢生长，无症状，伴感染时有发痒、疼痛症状。

（三）鉴别诊断

1.外阴萎缩性硬化性苔藓

外阴萎缩性硬化性苔藓多发生于41～60岁妇女，皮损呈象牙白色丘疹，融合成各种大小与形状的斑块，皮损周围呈紫色，境界清楚而有光泽，触诊较硬，外阴皮肤呈白、干、硬、粗糙。

2.外阴增生型营养不良

外阴增生型营养不良多发生于40岁以上妇女，常先在阴道黏膜、小阴唇内外侧、阴蒂，继而延及大阴唇内侧，显示灰白色斑块，表面角化、粗糙，伴有浸润肥厚，常具有瘙痒感。

3.浅表扩展性黑色素瘤

浅表扩展性黑色素瘤常见于背及小腿，皮损轻微隆起，可有黄褐色、棕黑色、粉红色、蓝灰色多种色泽变化。

（四）诊断要点

活检或肿瘤切除后的病理检查，镜下见分泌形柱状细胞下衬有一层肌上皮细胞,可确诊。

(五)治疗

治疗原则为先做活检,确诊后再行局部切除。

第五节 外阴及阴道恶性肿瘤

外阴及阴道恶性肿瘤少见,以鳞状细胞癌最常见,确诊依靠病理组织学检查。根据恶性肿瘤的病理类型、分期不同,采取手术、放射治疗及化学治疗的个体化治疗方法。

一、外阴鳞状细胞癌

(一)概述

外阴鳞状细胞癌是最常见的外阴恶性肿瘤,约占女性生殖道恶性肿瘤的5%。其中以原发性鳞状上皮癌为主,占90%,继发性恶性肿瘤少见。最常发生在大阴唇,其次是小阴唇、阴道前庭及阴蒂等处。

(二)临床表现

1.症状

外阴结节,常伴有疼痛及瘙痒。多数患者先有长期外阴瘙痒,多年后局部出现丘疹、外阴结节或小溃疡,经久不愈,有些伴有外阴白斑。当肿瘤邻近或侵犯尿道时,可出现尿频、尿痛、排尿烧灼感和排尿困难。

2.体征

溃疡或不规则的乳头状或菜花样肿块,病变部位常有脓血性分泌物。病灶还可扩大累及肛门、直肠和膀胱,一侧或双侧腹股沟可摸到质硬且固定不活动的肿大淋巴结。

3.辅助检查

细胞学、多普勒超声、CT、磁共振等检查。

4.转移途径

局部蔓延和淋巴结扩散为主,极少发生血行转移。

5.临床分期

外阴癌 FIGO 分期(2009 年)如下。

Ⅰ期:肿瘤局限于外阴,淋巴结未转移。

ⅠA期:肿瘤局限于外阴或会阴,最大径线≤2 cm,间质浸润深度≤1.0 mm。

ⅠB期:肿瘤局限于外阴或会阴,最大径线>2 cm,间质浸润深度最大径线>1.0 mm。

Ⅱ期:肿瘤侵犯下1/3尿道、下1/3阴道、肛门,无淋巴结转移。

Ⅲ期:肿瘤侵犯下1/3尿道、下1/3阴道、肛门,有腹股沟-股淋巴结转移。

ⅢA期:1个淋巴结转移≥5 mm;或1~2个淋巴结转移<5 mm。

ⅢB期:2个淋巴结转移≥5 mm;或≥3个淋巴结转移<5 mm。

ⅢC期:阳性淋巴结伴囊外扩散。

Ⅳ期:肿瘤侵犯上2/3尿道、上2/3阴道或远处转移。

ⅣA期:肿瘤侵犯上尿道和(或)阴道黏膜、膀胱黏膜、直肠黏膜;或固定于骨盆壁和(或)腹股沟-股淋巴结出现固定或溃疡形成。

ⅣB期:任何大小的肿瘤出现远处转移,包括盆腔淋巴结转移。

(三)鉴别诊断

1.外阴结核

外阴部发生经久不愈的慢性溃疡,而身体其他部位有结核者,应疑诊为外阴结核,溃疡型初起为红色丘疹,或为一局限性小结节,但很快破溃形成溃疡,其边缘软、薄而不整齐。或呈较硬的椭圆状溃疡,溃疡基面凹凸不平,苍白色肉芽组织覆盖黄色干酪样物质。确诊主要依靠分泌物涂片找结核分枝杆菌或活检明确诊断。

2.湿疹样癌

该病好发于绝经后妇女,主要症状为顽固性外阴瘙痒和局部疼痛或烧灼感,典型病灶表现为外阴部隆起且边界清楚的红色湿疹状斑块,有白色痂皮覆盖,确诊依靠病理活检。镜下见在表皮深层有派杰细胞:细胞大,胞质丰富,呈透明空泡状。

(四)诊断要点

活检或肿瘤切除后的病理检查进行确诊。

(五)治疗

手术治疗为主,辅以放射治疗及化学药物综合治疗。

1.手术治疗

ⅠA期:局部病灶扩大切除,不需切除腹股沟淋巴结。

ⅠB期：广泛外阴切除＋腹股沟淋巴结切除。

Ⅱ～Ⅲ期：广泛外阴切除＋腹股沟淋巴结切除＋受累脏器切除。

Ⅳ期：广泛外阴切除＋双侧腹股沟及盆腔淋巴结切除＋前盆腔/后盆腔廓清术。

2.放射治疗

由于外阴正常组织对放射线耐受差，仅属辅助治疗。常用于：①不能手术者。②术前局部照射，缩小癌灶再手术。③腹股沟淋巴结转移的补充治疗。④术后原发病灶的补充治疗：切缘阳性或接近切缘、脉管有癌栓。⑤复发癌。

3.化学治疗

化学治疗用于晚期癌及复发癌综合治疗，常用的化学治疗方案有单药顺铂与放射治疗同期进行。

（六）注意事项

（1）淋巴结转移与否对外阴癌预后判断最为重要，要求在病理报告中描述腹股沟淋巴结是否为阳性、阳性个数、大小及包膜是否完整或破裂。

（2）定期随访：术后第1年每1～2个月复查1次，第2年每3个月复查1次，3～4年每半年复查1次，5年及以后每年复查1次。

二、阴道癌

（一）概述

阴道癌最常发生于阴道后壁上1/3处。多数患者主诉绝经后少量不规则出血，恶臭分泌物和疼痛。直肠阴道三合诊检查可帮助了解有无黏膜下、阴道旁侵犯或直肠受累。

（二）临床表现

1.症状

（1）阴道不规则出血，性交后出血及绝经后出血。

（2）白带增多，甚至阴道有水样、血性分泌物伴有恶臭；可出现腰痛、腹痛，大小便障碍（尿频、尿血、尿痛及便血、便秘等）；严重者可形成膀胱阴道瘘或直肠阴道瘘。

（3）晚期患者则可能出现肾功能障碍、贫血，如肺转移可出现咯血等。性交困难则是阴道肿瘤晚期的一个典型症状。

2.体征

阴道局部病灶以乳头状或菜花状最多见，其次为溃疡状或浸润型。

3.临床分期

0期:原位癌,上皮内瘤样病变3级。

Ⅰ期:肿瘤局限于阴道壁。

Ⅱ期:肿瘤已累及阴道旁组织,但未达骨盆壁。

Ⅲ期:肿瘤扩展至骨盆壁。

Ⅳ期:肿瘤范围超出真骨盆腔,或侵犯膀胱黏膜或直肠黏膜,但黏膜泡状水肿不列入此期。

Ⅳ$_A$期:肿瘤侵犯膀胱黏膜和(或)直肠黏膜,和(或)超出真骨盆。

Ⅳ$_B$期:扩展到远处器官。

(三)鉴别诊断

1.阴道尖锐湿疣

皮损初为小淡红色、暗红色或污灰色乳头状隆起,逐渐增大加多,倾向融合,或相互重叠,根部有蒂,表面凹凸不平,湿润柔软,呈乳头样、菜花样或蕈样突起,病理活检可确诊。

2.阴道的子宫内膜异位

该病常好发于穹隆部。其结节随月经次数增加而增大,周围呈炎症性浸润状,往往合并盆腔子宫内膜异位症。常有痛经或性交痛。阴道子宫内膜异位发生癌变时,在组织上必须看到正常的子宫内膜和子宫内膜腺癌之间的过渡形态。

3.前庭大腺恶性肿瘤

发生在接近阴道口侧壁的阴道平滑肌肉瘤与前庭大腺实性恶性肿瘤有时难以区别。可依据病理组织学检查作鉴别诊断。

(四)诊断要点

依据典型的病史与临床表现、活检或肿瘤切除后的病理检查,大多可以确诊。

(五)治疗

目前治疗浸润性阴道癌的方法主要是放射治疗和手术治疗,化学治疗仅作为综合治疗的一部分。

1.手术治疗

(1)肿瘤部位位于阴道上1/3的早期患者,手术步骤及方法与子宫颈癌相同。

(2)肿瘤仅位于阴道下1/3的早期患者,手术步骤及方法与外阴癌相同。

（3）肿瘤部位位于全阴道、阴道中段或病灶呈多中心的早期患者，采用腹-会阴联合术式，行全宫、全阴道切除加腹股沟、盆腔淋巴结清扫术。

（4）肿瘤侵犯尿道、膀胱或直肠而无远处转移者，酌情行前盆腔廓清术、后盆腔廓清术及全盆腔廓清术，同时行尿道或肠道改道手术。但这种手术创伤大，手术死亡率高。

2.放射治疗

放射治疗适用于Ⅰ～Ⅳ期患者，对大多数患者，放射治疗为首选的治疗方法。

3.化学治疗

单纯应用抗癌药物对治疗原发性阴道癌效果欠佳，仅作为辅助治疗。

（六）注意事项

定期随访：术后第 1 年内每 1～2 个月复查 1 次，第 2 年每 3 个月复查 1 次，3～4 年每半年复查 1 次，5 年及以后每年复查 1 次。

第六章　子宫颈疾病

第一节　子宫颈炎症

一、概述

子宫颈炎是最常见的女性下生殖道炎症,由于子宫颈管黏膜为单层柱状上皮,抗感染能力相对差,易发生感染。

二、分类

(一)慢性子宫颈炎

子宫颈呈颗粒状糜烂,接触易出血,合并白带增多且黏稠,伴异味或瘙痒。

(二)慢性子宫颈管黏膜炎

病变局限于子宫颈管黏膜及黏膜下组织,子宫颈外口有脓性分泌物和(或)伴有子宫颈管黏膜增生外突。

(三)子宫颈息肉

慢性炎症长期刺激子宫颈管,致使局部黏膜增生,向子宫颈外口突出形成子宫颈息肉。

(四)子宫颈肥大

慢性炎症的长期刺激导致子宫颈腺体和(或)间质增生。

三、临床表现

慢性子宫颈炎多无症状,部分患者可诉阴道分泌物增多,外阴瘙痒,或伴性交后出血。妇科检查可见子宫颈呈糜烂状,表面覆盖黏稠分泌物,亦可表现为子宫颈管黏膜增生外翻、子宫颈息肉或肥大。

四、诊断要点

(一)典型体征

子宫颈或子宫颈管棉拭子标本可见黏液脓性分泌物,创面接触易出血。

(二)白细胞检测

(1)子宫颈管分泌物涂片革兰氏染色,中性粒细胞≥30 个/高倍视野。

(2)阴道分泌物涂片,白细胞计数≥10 个/高倍视野。

(三)病原体检测

往往难以检测到特异性致病微生物。临床一般检测沙眼衣原体及支原体感染。检测方法包括:①酶联免疫吸附试验;②核酸检测;③衣原体培养。

五、鉴别诊断

(一)子宫颈柱状上皮异位

仅为体检发现,子宫颈表现为颗粒状糜烂,无白带增多及外阴瘙痒等症状,不需要处理。

(二)子宫颈腺体囊肿

子宫颈表面单发或多发囊肿样突起,内含透明黏稠囊液,为子宫颈腺体囊液潴留所致,不需处理。

(三)宫颈上皮内瘤变

子宫颈表面光滑或有糜烂,阴道镜检查及活检可证实诊断,必要时行诊断性锥切术,以排除子宫颈浸润癌。

(四)子宫颈恶性肿瘤

外生型子宫颈恶性肿瘤呈息肉或乳头状突起,继而形成菜花状肿物,接触易出血;内生型子宫颈恶性肿瘤则见子宫颈肥大、质硬,子宫颈管膨大如桶状,晚期可形成凹陷性溃疡。必要时子宫颈活检联合子宫颈管搔刮术可确诊。

六、治疗

慢性子宫颈炎:伴分泌物增多、乳头状增生或接触性出血,在排外宫颈上皮内瘤变及子宫颈癌的前提下,可给予局部物理治疗。

慢性子宫颈管黏膜炎:明确有无沙眼衣原体及支原体感染、阴道微生物菌群失调是否存在,针对病因做相应治疗;对无法明确病原体进行有效药物治疗者,可试用物理治疗。

子宫颈息肉：行息肉摘除术，所取组织需行病理学检查。

子宫颈肥大：不需治疗。

七、注意事项

子宫颈炎是育龄妇女的常见体征，鉴于宫颈上皮内瘤变及子宫颈癌的严峻形势，凡因此就诊患者，建议进行子宫颈细胞学与 HPV 联合检查。做好健康宣教工作，鼓励有性生活史的妇女定期子宫颈检查，尤其出现阴道分泌物异常、浑浊混有血迹，或伴异味，甚至性交后阴道流血等症状时，需要高度警惕，及时就诊，以期及早发现子宫颈病变。另外，慢性子宫颈炎在治疗前需排除宫颈上皮内瘤变及子宫颈浸润癌。

第二节　宫颈上皮内瘤变

一、概述

宫颈上皮内瘤变（cervical intraepithelial neoplasia，CIN）是与子宫颈浸润癌密切相关的一组癌前病变，反映子宫颈癌发生、发展中的连续过程。美国国立癌症研究所提出宫颈细胞学诊断系统，从细胞学角度将鳞状细胞异常分为 3 类：不典型鳞状上皮、低级别鳞状上皮内病变和高级别鳞状上皮内病变。低级别鳞状上皮内病变相当于 CIN1 级，较少发展为浸润癌；高级别鳞状上皮内病变则相当于 CIN2/3，可能发展为浸润癌。

二、临床表现

CIN 多无特殊症状，偶有阴道排液增多，伴或不伴异味，也可有接触性出血，子宫颈光滑或呈糜烂状。

三、诊断要点

原则是三阶梯诊断技术。

（一）子宫颈细胞学筛查

21 岁以上有性生活的妇女需行筛查，首选细胞学检查，间隔时间不超过

3 年;30～65 岁妇女推荐联合细胞学检查和高危型 HPV 作为初筛手段,间隔不超过 5 年;65 岁以上者既往筛查结果正常,且无 CIN 病史者,可不必常规子宫颈筛查,有临床症状或体征者除外。

(二)阴道镜检查

筛查结果异常者需行阴道镜检查。阴道镜检查可全面观察鳞-柱细胞交界处和移行带,观察子宫颈转化区、上皮及异常血管,于可疑部位行活检。

(三)组织病理学检查

组织病理学检查是确诊 CIN 的"金标准"。

(1)子宫颈活检:选取阴道镜下可疑病变部位活检可提高确诊率。

(2)子宫颈管搔刮术:能帮助确定隐匿性子宫颈病变甚至子宫颈浸润癌。下述情况可选择子宫颈管搔刮术:①细胞学检查结果异常,阴道镜图像不满意者;②细胞学为异常腺细胞者;③阴道镜活检为低级别 CIN,希望采用保守治疗者;④CIN 患者子宫颈锥形切除术后,病理学检查发现子宫颈管切缘阳性,术后随访子宫颈细胞学检查和阴道镜同时实施者;⑤原位腺癌子宫颈锥形切除术后随访,子宫颈细胞学和阴道镜检查的同时,应进行子宫颈管搔刮术。妊娠期妇女不宜行子宫颈管搔刮。

(3)诊断性子宫颈锥形切除术:适宜以下临床情况。①子宫颈活检不除外早期浸润癌,为明确诊断和确定手术范围;②细胞学检查结果为异常腺细胞,但阴道镜检查及子宫颈管搔刮术阴性者;③异常腺细胞可疑来源子宫内膜者,可行诊断性刮宫术排除子宫内膜病变。

四、治疗原则

对 CIN 采取科学合理的处理是预防子宫颈癌的关键组成部分,强调个体化治疗原则。不适当的 CIN 处理可能增加子宫颈癌的发病风险,或过度处理可导致并发症的发生。治疗依据:①CIN 级别;②病变部位与范围;③年龄和生育要求;④细胞学检查结果;⑤高危 HPV 检测结果;⑥医疗资源、技术水平、医师经验;⑦随访条件;⑧特殊人群。

(一)CIN1 的处理

(1)观察:阴道镜检查满意者。

(2)治疗:有糜烂病灶者可行物理治疗,治疗前需做子宫颈管搔刮术。

(3)CIN1 病灶累及腺体的处理要点:按照 CIN2/3 处理,不建议单纯随访。

（4）随访及注意：6个月后复查细胞学，如无异常1年以后复查细胞学和HPV，如果两次细胞学检查结果阴性，HPV阴性，转为常规筛查随访。①随访中如果细胞学检查结果高于非典型鳞状上皮或高危型HPV阳性，需阴道镜检查。②年轻女性（21～24岁）：采用细胞学检查随诊，不宜通过HPV检测随访。对细胞学检查结果异常者，需行阴道镜检查；连续两次细胞学检查结果为阴性，转入常规筛查随访。

（二）CIN2/3的处理

1.子宫颈锥切术（包含宫颈环形电切术及冷刀锥形切除术）

切除整个移行带，得到所切除标本的病理诊断，减少隐匿性浸润癌漏诊的风险。CIN2/3禁忌首选全子宫切除术作为治疗措施。

2.全子宫切除术

下述情况者可考虑：①无生育要求、恐惧疾病进展；②锥切切缘仍存在高度病变，再次切除困难；③复发性或持续存在的CIN2/3；④无随诊条件。

3.随访及注意事项

（1）术后采用细胞学检查或细胞学检查联合阴道镜随访，间隔4～6个月，治疗后6个月及12个月内需行两次阴道镜联合子宫颈管搔刮术评估，如结果阴性，转入常规细胞学检查或细胞学检查联合阴道镜随访。

（2）对于子宫颈锥切切缘阳性的患者，最好采用阴道镜检查联合子宫颈管搔刮术方法随访，间隔4～6个月。对于年轻患者可重复锥切，对不宜再次切除者可选择全子宫切除术。

（3）妊娠期CIN2/3：极少发展为浸润癌，产后自然消退率较高。妊娠期CIN以随诊观察为主，应该每2个月进行1次阴道镜检查，产后6～8周再次进行评估处理。妊娠期CIN的手术并发症发生率较高，主要原因为：①术中严重出血；②完全性切除病灶概率低，导致高复发率或持续病灶存在。值得注意的是，妊娠期子宫颈锥切的唯一指征是高度可疑的子宫颈浸润癌。

（4）年轻女性（21～24岁）CIN2/3：确诊为CIN2，阴道镜图像满意者，首选随访观察；CIN2/3阴道镜图像不满意者，首选子宫颈锥切。定期随访者建议间隔6个月行细胞学检查联合阴道镜检查，2次结果正常者，1年后行细胞学检查联合HPV检查。若阴道镜活检组织病理学诊断仍为CIN3，建议子宫颈锥切术。

（三）原位腺癌的处理

子宫颈原位腺癌病灶多向宫颈管深处延伸，且常为多灶性起源或呈跳跃性，阴道镜检查的作用有限。

（1）原位腺癌的诊断必须经子宫颈锥切病理组织学检查证实。

（2）无生育要求者，可选择筋膜外全子宫切除术。

（3）有生育要求者，可行保守性手术，如宫颈环形电切术或冷刀锥切术。切缘阴性者，长期随访；锥切后切缘阳性者，推荐再次行子宫颈锥切。

（4）随访：术后应采用细胞学、HPV及阴道镜检查随访，间隔为3～6个月，治疗后6个月和12个月内需行两次阴道镜联合子宫颈管搔刮术评估，如无异常，转入常规细胞学检查或细胞学检查联合阴道镜随访。

五、子宫颈病变诊断注意事项

（一）警惕子宫颈病变发生的高危因素

（1）病毒感染：HPV有100多种亚型，其中高危型和低危型两类备受关注，与子宫颈病变有关，主要通过性行为、皮肤接触等传播。

（2）性生活及婚育相关高危人群：过早性生活及早婚者；多个性伴侣、性生活活跃、性生活不洁者；早产、多产、密产；配偶有性病史、婚外性伴侣、HPV感染的妇女。

（3）慢性子宫颈疾病：慢性子宫颈炎、子宫颈裂伤者局部屏障作用减弱，潜在危险增加。

（4）其他因素：内分泌紊乱、吸烟、经济状况差、肿瘤家族史等，也与子宫颈病变发生有关。

（二）重视子宫颈病变的筛查

子宫颈病变的筛查方法较多，细胞学筛查已普遍应用，缺点是不可避免的假阴性，这与取材方法、固定、涂片制作、染色方法及检测人员的阅片水平等多环节有关。值得关注的是，细胞学检查对子宫颈腺癌不敏感；HPV检测是基于病因学的分子水平检测方法，能更加客观地评估子宫颈病变的风险，应用HPV和细胞学联合筛查，高级别鳞状上皮内病变检测的灵敏度可达100%，而单独检测时，HPV的灵敏度为94.6%，细胞学检查仅为55.4%，远远低于HPV检测或联合检测方法。目前推荐采用HPV检测联合细胞学筛查，无条件者也可以采用单独细胞学筛查。

第三节　子宫颈癌

一、概述

全世界范围内,子宫颈癌是女性发病率和死亡率最高的第 4 个恶性肿瘤,仅次于乳腺癌、结直肠癌和肺癌,在发展中国家,是女性第 2 位常见恶性肿瘤和第 3 位致死性恶性肿瘤,我国每年新发患者约 130 000 例,大约占全世界的 1/5。年龄分布呈双峰状,高发年龄为 35～39 岁和 60～64 岁,平均年龄 52.2 岁。HPV 是导致子宫颈癌的病因,其型别有 100 多种,世界卫生组织(World Health Organization,WHO)确认的与子宫颈癌相关的高危型 HPV 有 14 种,即 HPV16、18、31、33、35、39、45、51、52、56、58、59、66、68。另外,有一些高危因素与子宫颈癌有关:性生活过早(＜16 岁)、早婚、早产、多产、多性伴侣及性混乱、吸烟、经济状况低下、口服避孕药和免疫抑制剂等。

二、临床症状

早期子宫颈癌可能无任何不适,仅在体检及普查时发现,所以,凡是有性生活的妇女,每年应进行妇科查体,采用细胞学联合 HPV 筛查,有助于发现早期患者。症状的出现与病变的早晚、肿瘤的生长方式、组织病理学类型及患者的全身状况等有一定关系。

(一)阴道流血

80％～85％的子宫颈癌患者可表现为不规则阴道出血。年轻患者常主诉接触性出血,外生菜花型肿瘤出现流血较早、量多,严重者可导致贫血。老年妇女常表现为绝经后阴道流血,量时多时少,时有时无。

(二)阴道分泌物增多

约 82.3％的患者可有不同程度的白带增多,多发生在阴道出血以前,稀薄水样或米泔水样,最初可无异味,随着肿瘤的生长,癌组织继发感染、坏死,分泌物量增多,血性或脓血性,伴腥臭、恶臭。肿瘤向上蔓延累及子宫内膜时,宫颈管为癌组织阻塞,分泌物不能排出,可形成宫腔积液或积脓,患者可出现下腹不适、疼痛、腰骶酸痛及发热等症状。

(三)疼痛

肿瘤沿宫旁组织延伸，侵犯骨盆壁，压迫周围神经，表现为坐骨神经痛或一侧骶、髂部持续性疼痛，肿瘤压迫（侵犯）输尿管时，可出现肾盂积水及肾功能异常，静脉及淋巴管回流受阻时，可出现下肢水肿和疼痛等。

(四)其他症状

肿瘤侵犯膀胱可出现尿频、尿急、排尿困难及血尿，严重者形成膀胱-阴道瘘；侵犯直肠可出现排便困难、里急后重、便血等，严重者可出现阴道-直肠瘘；长期消耗者可伴有恶病质，远处转移较常见的部位是锁骨上淋巴结转移，亦可通过血液或淋巴系统扩散到远处器官而出现相应部位的转移灶。

三、临床体征

早期子宫颈癌，局部可无明显病灶，随着病变的发展，外生型见子宫颈赘生物向外生长，呈息肉状或乳头状突起，继而形成菜花状肿物，合并感染时表面覆有灰白色渗出物，触之出血。内生型则见子宫颈肥大、质硬，子宫颈管膨大如桶状，晚期由于癌组织坏死脱落，形成凹陷性溃疡，被覆灰褐色坏死组织，伴有恶臭味；向宫旁侵犯时子宫骶韧带呈结节增粗、缩短，有时可达盆壁并形成冰冻骨盆。

四、辅助检查

(一)子宫颈脱落细胞学检查

子宫颈脱落细胞学检查是子宫颈癌筛查的首选方法，但并非子宫颈病变的最终诊断。

(二)HPV 病原学检测

几乎所有的子宫颈癌标本中可检及 HPV 病毒，HPV 对子宫颈高度病变筛查的敏感性为 $80\%\sim100\%$，特异性达 98%，阴性预测值几乎是 100%。因此，检测高危型 HPV 有助于筛选子宫颈癌高危人群。

(三)阴道镜

可全面观察鳞-柱细胞交界处和移行带，有无异型上皮或早期癌变，选择病变部位进行活检，可提高诊断正确率。阴道镜检查的敏感性高达 87%，特异性偏低为 15%，容易过度诊断，且难以观察子宫颈管内的病变。

(四)肉眼醋酸试验

$3\%\sim5\%$ 冰醋酸溶液涂于子宫颈，直接观察子宫颈上皮对醋酸的反应，病变区域变成白色。该方法适用于筛查,灵敏度和特异度相对较低。

(五)碘试验

将碘溶液涂于子宫颈和阴道壁上,不染色为阳性。主要用于识别子宫颈病变的危险区,以确定活检取材部位。

(六)子宫颈和子宫颈管活检

子宫颈和子宫颈管活检是确诊子宫颈癌及其癌前病变的金标准。选择子宫颈鳞-柱交接部多点活检,或在碘试验、阴道镜检查的引导下,在可疑部位活检。所取组织既要有上皮组织,又要有间质组织。若子宫颈刮片异常,子宫颈活检阴性,可搔刮子宫颈管送病理学检查。

(七)子宫颈锥切术

子宫颈活检不除外早期浸润癌,或疑诊病变来自子宫颈管时,可行子宫颈锥切术,进行组织病理学检查以确诊。

五、病理学特点

子宫颈癌包括子宫颈鳞癌与腺癌,在外观上两者无特殊差异,均发生在子宫颈阴道部或子宫颈管内。

(一)鳞状细胞癌

鳞状细胞癌占 80%～85%。早期仅表现为子宫颈糜烂,随着病变逐步发展分四型:①外生型;②内生型;③溃疡型;④颈管型。

(二)腺癌

腺癌占 15%～20%。依据组织学类型又分为:①黏液腺癌;②子宫颈恶性腺瘤;③鳞腺癌;④其他少见病理类型,如透明细胞癌、浆液性癌、中肾管腺癌、子宫颈小细胞神经内分泌癌等。

六、临床分期

(一)分期原则

目前子宫颈癌仍采用临床分期。当分期存在疑问时,必须归于较早的分期。准确分期是确定子宫颈癌治疗方案的先决条件,是判断治疗效果及预后的重要因素。

(二)子宫颈癌的 FIGO 分期

子宫颈癌的分期为临床分期,最新的 FIGO 分期在 2014 年修订。为准确分期,必须行全面盆腔检查,罕有需要在麻醉下进行。注意几个特殊问题:Ⅰ$_A$期诊断仅为镜下诊断。Ⅱ$_B$期确诊:盆腔三合诊检查宫旁增厚、有弹性、光滑、无结节感,为炎症;宫旁增厚、无弹性、结节感为癌浸润,必要时参考 CT 检查、MRI 检查或盆腔穿刺活检确诊。Ⅲ期:输尿管梗阻及无功能肾,未发现其他原因。

2014 年 FIGO 子宫颈癌分期如下。

Ⅰ期:癌灶局限在宫颈(侵犯子宫体可以不予考虑)。

Ⅰ$_A$期:肉眼未见癌灶,仅在显微镜下可见浸润癌,间质浸润测量范围限制于深度 5 mm^a,宽度不超过 7 mm。

Ⅰ$_{A1}$期:间质浸润深度≤3mm,宽度≤7 mm。

Ⅰ$_{A2}$期:间质浸润深度>3 mm,宽度≤7 mm。

Ⅰ$_B$期:肉眼可见癌灶局限于子宫颈,或显微镜下可见病变>Ⅰ$_A$期(浅表浸润的肉眼可见癌灶也为Ⅰ$_B$期)。

Ⅰ$_{B1}$期:肉眼可见癌灶最大直径≤4 cm。

Ⅰ$_{B2}$期:临床可见癌灶最大直径>4 cm。

Ⅱ期:癌灶已超出子宫颈,但未达骨盆壁。癌累及阴道,但未达阴道下 1/3。

Ⅱ$_A$期:癌累及阴道上 2/3,无明显宫旁浸润。

Ⅱ$_{A1}$期:肉眼可见癌灶最大直径≤4 cm。

Ⅱ$_{A2}$期:肉眼可见癌灶最大直径>4 cm。

Ⅱ$_B$期:有明显宫旁浸润,但未达盆壁。

Ⅲ期:癌灶扩散到盆壁,肛诊癌灶与盆壁间无缝隙,癌灶累及阴道下 1/3,除外其他原因所致的肾盂积水或无功能肾。

Ⅲ$_A$期:癌灶累及阴道下 1/3,但未达盆壁。

Ⅲ$_B$期:癌灶已达盆壁,或有肾盂积水或无功能肾。

Ⅳ期:癌灶扩散超出真骨盆或癌浸润膀胱黏膜或直肠黏膜。

Ⅳ$_A$期:癌灶扩散至邻近盆腔器官。

Ⅳ$_B$期:远处转移。

其中 a 表示浸润深度从癌起源的表面上皮或腺体的基底部开始测量,不应>5 mm,脉管累及不影响分期。

七、转移途径

主要为直接蔓延及淋巴结转移,血行转移少见。

(一)直接蔓延

最常见,癌组织局部浸润,向邻近器官及组织扩散。外生型常向阴道壁蔓延,向上可侵及子宫颈管及子宫体下段,向两侧蔓延至主韧带、阴道旁组织,甚至达盆壁,向前后蔓延可侵及膀胱或直肠。

(二)淋巴结转移

当子宫颈癌局部扩散侵入淋巴管,可形成瘤栓,随淋巴液引流到达区域淋巴结,子宫颈癌淋巴结转移具有规律性,一级淋巴结包括宫旁淋巴结、子宫颈旁或输尿管旁淋巴结、闭孔淋巴结、髂内淋巴结、髂外淋巴结,二级淋巴结包括髂总淋巴结、腹股沟深淋巴结、腹股沟浅淋巴结及腹主动脉旁淋巴结。

(三)血行转移

少见,可转移至肺、肾或脊柱等。

八、诊断要点

(一)临床表现

重视症状及病史询问,有性接触性出血、白带增多或混有血丝常为子宫颈癌的早期表现之一。晚期可表现为异常阴道排液或不规则出血,下腹或腰骶部疼痛,病情进而加重者,可伴尿频、尿急、尿痛等泌尿系统症状。

(二)体征及辅助检查

(1)妇科检查可见子宫颈呈糜烂状、溃疡型或菜花样,组织硬而脆,触之易出血。强调妇科检查的重要性,尤其重视三合诊检查,以利于正确评估宫旁情况,指导正确的临床分期。

(2)子宫颈活检是确诊子宫颈癌的"金标准"。对于临床检查高度可疑为子宫颈癌者,可直接行子宫颈多点活检,疑似患者可行阴道镜检查并于镜下可疑部位多点活检,以提高诊断的准确性。

(3)一旦病理确诊为子宫颈癌,不计其临床分期,均应进行影像学评估,包括盆、腹腔 CT 检查、胸部平片或 CT 检查,以及鳞状细胞癌抗原检查,切忌仅依据一项病理学诊断而盲目决定治疗原则。值得注意的是,如果患者有泌尿系统或肠道症状,推荐进行膀胱镜或直肠镜检查。

九、鉴别诊断

(一)慢性子宫颈炎

早期子宫颈癌与慢性子宫颈炎有相似的症状及体征。

(二)子宫颈结核

表现为不规则阴道流血和白带增多,局部见多个溃疡,甚至菜花样赘生物。

(三)子宫颈乳头状瘤

子宫颈乳头状瘤为良性病变,多见于妊娠期,表现为接触性出血和白带增多,外观乳头状或菜花状。

(四)子宫内膜异位症

子宫颈有多个息肉样病变,甚至累及穹隆。

最可靠的诊断方法是做子宫颈和子宫颈管的活检,经病理确诊。

十、治疗原则

子宫颈癌主要的治疗方法有手术和放射治疗,近年来化学治疗日益受到重视。早期患者一般采用单一治疗,而中、晚期患者强调综合治疗。

(一)I_{A1}期的治疗

针对患者个性化特点及要求采用不同的治疗策略。年轻有生育要求者,子宫颈锥切也是该期的一个治疗选择。已完成生育者,推荐经腹、经阴道或腹腔镜下筋膜外全子宫切除术。选择子宫颈锥切手术者,术后 3 个月、6 个月随访追踪细胞学和阴道镜检查,并行子宫颈管搔刮术,两次阴性后每年检查 1 次。

(二)I_{A2}期的治疗

对要求保留生育功能者,可选择子宫颈锥切/子宫颈广泛切除＋盆腔淋巴结清扫术;无须保留生育功能者,可行次广泛子宫切除＋盆腔淋巴结清扫术。选择子宫颈锥型切除手术者,术后 3～6 个月 1 次细胞学检查和阴道镜检查,2 年后每半年 1 次。

(三)I_{B1}～II_{A1}期的治疗

采用手术加或不加辅助治疗,或者初始就采用放射治疗,疗效相当,但放射治疗患者的远期并发症偏高。标准的术式是经腹、腹腔镜或阴道广泛性子宫切除术和盆、腹腔淋巴结切除术。

(四)II_{A2}～II_B、III_B和IV_A期的治疗

该期子宫颈癌的标准治疗方案是同期放射治疗、化学治疗。标准的同期放射治疗包括盆腔外照射＋盆腔内近距离照射。

(五)IV_B期/远处转移的治疗

远处转移的患者约占 2%。目前尚没有随机试验对比化学治疗和最好的支持治疗对 IV_B 期患者的疗效,有一些证据表明同期放射治疗、化学治疗优于单纯化学治疗。远处转移患者的中位生存期约为 7 个月。

十一、诊疗注意事项

早期子宫颈癌预后较好，I_A 期患者 5 年生存率可达 95% 以上，I_B 期为 80%～85%，Ⅱ 期为 60%～70%，Ⅲ 期以上仅为 14%～35%。因此，早发现、早诊断、早治疗是改善子宫颈癌预后的主要措施。

首先，要加强宣教，提高防治意识，使广大妇女自觉主动地定期接受子宫颈病变的筛查，做到及时发现和早期诊断；其次，恰当处理子宫颈病变，尤其强调 CINⅡ/Ⅲ 的处理要合乎规范，不可直接行子宫切除术，以避免意外发现子宫颈癌的发生；再次，重视妇科检查尤其是强调三合诊的检查，正确评估宫旁是否受累，做到准确分期以指导治疗方式的合理选择；最后，严格掌握不同分期子宫颈癌的治疗原则，做到规范化、个体化、个性化治疗原则，杜绝治疗的随意性，对于不具备诊治条件的医院或不具备诊疗技术的医师，尽量让患者到有条件的医院进行规范诊治。

十二、随访

随访时间：治疗后 1 个月行第 1 次随访，以后每隔 3 个月复查 1 次，直至术后 1 年；其后每 3～6 个月复查 1 次，连续 2 年；以后半年复查 1 次。病情变化时及时治疗。

(1)全身检查，注意浅表淋巴结，腹部情况，腹股沟淋巴结囊肿及水肿等。

(2)妇科检查，注意阴道残端/子宫颈有无复发，盆腔及宫旁有无异常。

(3)其他检查：三大常规、子宫颈鳞癌标志物、胸部 X 线检查、脱落细胞学检查、泌尿系统检查、超声检查，必要时行盆腔/腹腔 CT、MRI 或 PET-CT 检查。

第一节　子　宫　肌　瘤

一、概述

子宫肌瘤是女性生殖器最常见的良性肿瘤,由平滑肌及结缔组织组成。常见于 30～50 岁妇女,20 岁以下少见。因肌瘤多无症状或很少有症状,临床报道发病率远低于肌瘤真实发病率。

子宫肌瘤确切病因尚未明了,可能与女性性激素有关。

按肌瘤生长部位分类:子宫体肌瘤(90%)及子宫颈肌瘤(10%)。

按肌瘤与子宫肌壁的关系分类。①肌壁间肌瘤:占 60%～70%。②浆膜下肌瘤:约占 20%,肌瘤向子宫浆膜面生长,并突出于子宫表面。若肌瘤位于子宫体侧壁且向宫旁生长,突出于阔韧带两叶之间,称为阔韧带肌瘤。③黏膜下肌瘤:占 10%～15%,肌瘤向宫腔方向生长,突出于宫腔,表面仅为黏膜层覆盖。

根据 FIGO 子宫肌瘤的分类系统的定义,肌瘤的类型从 0～Ⅷ型,越低的数字表示越接近子宫内膜。

0 型:有蒂黏膜下肌瘤,未向肌层扩展。

Ⅰ型:无蒂黏膜下肌瘤,向肌层扩展≤50%。

Ⅱ型:无蒂黏膜下肌瘤,向肌层扩展>50%。

Ⅲ型:肌壁间肌瘤,位置近宫腔,瘤体外缘距子宫浆膜≥5 mm。

Ⅳ型:位置近宫腔,瘤体外缘距子宫浆膜<5 mm。

Ⅴ型:肌瘤贯穿子宫全部肌层。

Ⅵ型:肌瘤突向浆膜。

Ⅶ型:肌瘤完全位于浆膜下。

Ⅷ型:其他特殊类型。

子宫肌瘤变性类型如下。

(1)玻璃样变:又称透明变性,最常见,肌瘤剖面漩涡状结构消失,由均匀透明样物质取代。

(2)囊性变:玻璃样变继续发展,肌细胞坏死液化即可发生囊性变。数个囊腔也可融合成大囊腔,腔内含清亮无色液体,也可凝固成胶冻状。

(3)红色样变:多见于妊娠期或产褥期,为肌瘤的一种特殊类型坏死。肌瘤剖面为暗红色,如半熟的牛肉,有腥臭味,质软,漩涡状结构消失。

(4)肉瘤样变:肌瘤恶变为肉瘤少见,仅为 $0.4\%\sim0.8\%$,多见于绝经后伴疼痛和出血的患者。

(5)钙化:多见于蒂部细小、血供不足的浆膜下肌瘤及绝经后妇女的肌瘤。常在脂肪变性后进一步分解成甘油三酯,再与钙盐结合,沉积在肌瘤内。

二、症状

(一)经量增多及经期延长

经量增多及经期延长为最常见症状。多见于大的肌壁间肌瘤及黏膜下肌瘤,肌瘤使宫腔增大,子宫内膜面积增加并影响子宫收缩,此外肌瘤可能使肿瘤附近的静脉受挤压,导致子宫内膜静脉丛充血扩张,从而引起经量增多,经期延长。黏膜下肌瘤伴有坏死感染时,可有不规则阴道流血或血样脓性排液。长期经量增多可继发贫血,出现乏力、心悸等症状。

(二)下腹包块

当肌瘤逐渐增大使子宫超过 3 个月妊娠大时,可从腹部触及。巨大的黏膜下肌瘤可脱出于阴道外,患者可因外阴脱出肿物就医。

(三)白带增多

肌壁间肌瘤使宫腔面积增大,内膜腺体分泌增多,并伴有盆腔充血,致使白带增多。子宫黏膜下肌瘤一旦感染,可有大量脓样白带。若有溃烂、坏死、出血时,可有血性或脓血性、恶臭的阴道溢液。

(四)压迫症状

压迫膀胱可导致尿频、尿急、排尿困难、尿潴留等;压迫直肠可出现下腹部坠胀不适、便秘等症状;压迫输尿管可出现输尿管扩张甚至发生肾盂积水。

（五）其他

腹痛腹胀、腰酸背痛，经期加重。

三、体征

（1）与肌瘤大小、位置、数目及有无变性相关。大肌瘤可在下腹部扪及实质性不规则肿块。

（2）妇科查体扪及子宫增大，表面不规则单个或多个结节状突起。浆膜下肌瘤可扪及单个实质性球状肿块与子宫相连等。

四、诊断要点

（1）对于出现子宫增大、盆腔肿块或月经量增多的患者，可首选超声检查，并进行血常规和甲状腺功能的检查。

（2）磁共振成像可以向子宫内膜和浆膜表面提供退化肌瘤、肌瘤与子宫内膜和浆膜表面的信息，并决定是否保留子宫。

（3）在月经量多的女性中，生理盐水输入子宫内膜腔后的超声检查可识别出腔内肌瘤的范围。

（4）如果患者出现不规则阴道流血或有子宫内膜增生的危险因素（肥胖、持续性无排卵或长期使用无孕激素的雌激素治疗），可选择性进行凝血功能的检查和子宫内膜活检。必要时行宫腔镜检查明确子宫内膜情况。

五、治疗要点

治疗应根据患者的症状、年龄和生育要求，以及肌瘤的类型、大小、数目进行考虑。

（一）观察

无症状肌瘤一般不需要治疗，特别是近绝经期女性。绝经后肌瘤多可萎缩和症状消失。每3～6个月随访1次，若出现症状可考虑进一步治疗。

（二）药物治疗

药物治疗适应于症状轻、近绝经年龄或全身情况不宜手术者。

1.促性腺激素释放激素类似物

目前主要是择期手术前或绝经早期的短期应用（3～6个月）。

适应证：①缩小肌瘤以利于妊娠；②术前控制症状、纠正贫血；③术前应用缩小肌瘤，降低手术难度，或使经阴道或腹腔镜手术成为可能；④对近绝经妇女，提前过渡到自然绝经,避免手术。

2.米非司酮

可作为术前用药或提前绝经使用,10 mg,每天 1 次,口服,连用 3～6 个月。不宜长期使用,因其拮抗孕激素后,子宫内膜长期受雌激素刺激,增加子宫内膜增生的风险。

（三）手术治疗

1.适应证

(1)月经过多致继发贫血,药物治疗无效者。

(2)严重腹痛、性交痛、慢性腹痛、肌瘤蒂扭转引起的急性腹痛者。

(3)体积大,压迫膀胱、直肠、输尿管等并引起相关症状者。

(4)能确定肌瘤是不孕或反复流产的唯一原因者。

(5)疑有肉瘤变者。

2.手术方式

(1)肌瘤切除术:适用于希望保留生育功能的患者。注意事项:0 型和 I 型子宫肌瘤可宫腔镜切除,突入阴道的 0 型子宫肌瘤可经阴道摘除。术后有 50% 复发机会,约 1/3 患者需再次手术。

(2)子宫切除术:无生育要求或疑有恶性变的,可行子宫切除术。注意事项:术前应排除子宫颈及子宫内膜恶性病变。

（四）其他治疗

(1)子宫动脉栓塞术:可阻断子宫动脉及其分支,减少肌瘤的血供,延缓肌瘤生长,缓解症状。注意事项:该方法可能引起卵巢功能减退并增加潜在妊娠并发症的风险,对有生育要求的妇女一般不建议使用。

(2)子宫内膜去除术:适用于月经量多,无生育要求但希望保留子宫或不能耐受子宫切除术的患者。注意事项:术前应排除子宫颈及子宫内膜恶性病变。

(3)射频消融术:是采用超声热消融治疗子宫肌瘤的手术方式。优点:不良反应较小,出血少、恢复快。缺点:有一部分患者效果不理想,且无病理支持,可能出现皮肤灼伤和可逆的骨盆神经病。

六、注意事项

(1)有条件的情况下,合并异常子宫出血的子宫肌瘤患者,尽量行宫腔镜检查术排除子宫内膜病变。

(2)行腹腔镜子宫切除或子宫肌瘤切除术时,用肌瘤粉碎装置要慎重,应放入袋内粉碎,并要充分告知患者有肉瘤的可能,以降低子宫肉瘤时盆腔内种植的风险。

第二节 子宫肉瘤

一、概述

子宫肉瘤来源于子宫肌层、肌层内结缔组织和内膜间质,也可继发于子宫平滑肌瘤。少见,恶性程度高,占子宫恶性肿瘤的 2%～4%,占女性生殖道恶性肿瘤的 1%。多见于 40 岁以上妇女。

组织学分类及病理特征如下。

(一)子宫平滑肌肉瘤

子宫平滑肌肉瘤分为原发性和继发性两种。原发性平滑肌肉瘤指由具有平滑肌分化的细胞组成的恶性肿瘤,是最常见的子宫恶性间叶性肿瘤。继发性平滑肌肉瘤指原已存在的平滑肌瘤恶变。继发性子宫肉瘤预后较原发性好。

(二)子宫内膜间质肉瘤

子宫内膜间质肉瘤来自子宫内膜间质细胞,按核分裂象、血管侵袭和预后情况分为三类:子宫内膜间质结节、子宫内膜间质肉瘤、高度或未分化子宫内膜肉瘤。

(三)上皮和间叶混合性肉瘤

上皮和间叶混合性肉瘤指具有上皮和间叶两种成分的恶性肿瘤,分为腺肉瘤和癌肉瘤两种。①腺肉瘤:含有良性腺上皮成分及肉瘤样间叶成分的双向分化的肿瘤,多见于绝经后妇女。②癌肉瘤:由恶性上皮和恶性间叶成分混合组成的子宫恶性肿瘤,又称恶性中胚叶混合瘤,多见于绝经后妇女。

二、症状

(一)阴道不规则流血

最常见,量多少不等。

(二)腹痛

肉瘤生长快,子宫迅速增大或瘤内出血、坏死、子宫肌壁破裂引起急性腹痛。

(三)腹部包块

因生长快,患者可自诉扪及迅速增大的下腹部包块。

(四)压迫症状及其他

可压迫膀胱或直肠,出现尿频、尿急、尿潴留、大便困难等症状。晚期患者全身消瘦、贫血、低热或出现肺、脑转移相应症状。

三、体征

(1)子宫增大,外形不规则,子宫颈口有息肉或肌瘤样肿物,呈紫红色,极易出血。

(2)继发感染后有坏死及脓性分泌物。

(3)晚期肉瘤可累及骨盆侧壁,子宫固定,可转移至肠管及腹腔,但腹水少见。

四、诊断要点

(1)因子宫肉瘤临床表现与子宫肌瘤及其他恶性肿瘤相似,术前诊断较困难。

(2)绝经后妇女及幼女的子宫颈赘生物,以及迅速增大伴疼痛的子宫肌瘤,均应考虑有无子宫肉瘤的可能。

(3)辅助诊断可选用彩超、MRI、诊断性刮宫检查,必要时行宫腔镜检查。确诊依据为组织病理学检查。

(4)要注意子宫平滑肌肉瘤与子宫肌瘤的鉴别,子宫内膜间质肉瘤与子宫内膜息肉的鉴别。

五、临床分期

手术病理分期(FIGO 2009)。

(一)子宫平滑肌肉瘤病理分期

Ⅰ期:肿瘤局限于子宫体。

Ⅰ$_A$期:肿瘤<5 cm。

Ⅰ$_B$期:肿瘤>5 cm。

Ⅱ期:肿瘤侵及盆腔。

Ⅱ$_A$期:附件受累。

Ⅱ$_B$期:子宫外盆腔内组织受累。

Ⅲ期:肿瘤侵及腹腔组织(不包括子宫肿瘤突入腹腔)。

Ⅱ$_A$期:一个病灶。

Ⅱ$_B$期:一个以上病灶。

Ⅲ$_C$:盆腔淋巴结和(或)腹主动脉旁淋巴结转移。

Ⅳ期:膀胱和(或)直肠转移,或有远处转移。

Ⅳ$_A$期:肿瘤侵及膀胱和(或)直肠。

Ⅳ$_B$:远处转移。

(二)子宫内膜间质肉瘤和腺肉瘤病理分期

Ⅰ期:肿瘤局限于子宫体。

Ⅰ$_A$期:肿瘤局限于子宫内膜或子宫颈内膜,无肌层浸润。

Ⅰ$_B$期:肌层浸润≤1/2。

Ⅰ$_C$期:肌层浸润>1/2。

Ⅱ期:肿瘤侵及盆腔。

Ⅱ$_A$期:附件受累。

Ⅱ$_B$期:子宫外盆腔内组织受累。

Ⅲ期:肿瘤侵及腹腔组织(不包括子宫肿瘤突入腹腔)。

Ⅲ$_A$期:一个病灶。

Ⅲ$_B$期:一个以上病灶。

Ⅲ$_C$期:盆腔淋巴结和(或)腹主动脉旁淋巴结转移。

Ⅳ期:膀胱和(或)直肠转移,或有远处转移。

Ⅳ$_A$期:肿瘤侵及膀胱和(或)直肠。

Ⅳ$_B$期:远处转移。

(三)癌肉瘤

分期同子宫内膜癌分期。

六、治疗要点

(1)治疗原则:以手术为主,放射治疗、化学治疗为辅。手术方式主要根据肉瘤的组织学类型来选择。

(2)子宫平滑肌肉瘤:手术切除范围包括全子宫+双附件。早期绝经前的患者可以保留卵巢;发现子宫外病变则需行肿瘤细胞减灭术。

(3)低度恶性的子宫内膜间质肉瘤和腺肉瘤:全子宫+双附件切除术;高度恶性的子宫内膜间质肉瘤和癌肉瘤:全子宫+双附件切除术+盆腔及腹主动脉

旁淋巴结切除术＋大网膜切除术。

（4）根据分期和病理类型，术后放射治疗、化学治疗有可能提高疗效。低度恶性子宫内膜间质肉瘤因含雌、孕激素受体，孕激素治疗有一定效果。

七、注意事项

（1）对于术前有变性的子宫肌瘤、迅速增大伴疼痛的子宫肌瘤应提高警惕，充分考虑子宫肉瘤的可能。必要时行 MRI 检查。并慎重选择手术路径。

（2）行腹腔镜子宫切除或子宫肌瘤切除术时，慎重使用肌瘤粉碎装置，以降低子宫肉瘤时盆腔内种植的风险。

（3）术中快速病理不能确诊子宫肉瘤及级别，但肉眼观察可疑时，仍应送快速病理，并与患者家属沟通是否扩大手术范围。

（4）术后病理诊断为子宫肉瘤者，应根据其组织类型和级别，决定是否进一步手术及扩大手术范围。

第三节　子宫内膜良性病变

一、子宫内膜增生性病变

（一）概述

子宫内膜受雌激素持续作用，而无孕激素拮抗，如不排卵（如多囊卵巢综合征）、肥胖、内分泌功能性肿瘤及雌激素疗法等，可发生不同程度的增生性改变，少数可呈萎缩性改变。子宫内膜增生性病变根据 2014 年第 4 版 WHO 女性生殖器官肿瘤分类，较 2003 年分型有新的变化，其分别如表 7-1 所示。

表 7-1　第 3 版与第 4 版分类比较

2003 年第 3 版分类	2014 年第 4 版分类
增生（典型性）	
单纯性增生不伴非典型性	无非典型性子宫内膜增生
单纯性增生不伴非典型性	

2003 年第 3 版分类	2014 年第 4 版分类
非典型增生	
单纯性增生伴非典型性	非典型子宫内膜增生/子宫内膜样上皮内瘤变
复杂性增生伴非典型性	

(二)临床表现

子宫内膜增生症临床上最主要的症状是子宫不规则出血,表现为月经周期紊乱,经期长短不一,经量不定或增多,甚至大量出血。出血期间一般无腹痛或其他不适。

(三)辅助检查

1.妊娠试验

有性生活史者应行妊娠试验,以排除妊娠及妊娠相关疾病。

2.超声检查

可了解子宫大小、形状,宫腔内有无赘生物,子宫内膜厚度等。

3.子宫内膜取样

(1)诊断性刮宫:其目的包括止血和取材做病理学检查。凡怀疑有子宫内膜病变患者,无论其何种病变,均需要行诊断性刮宫术并送病理检查明确病变。刮宫要全面,特别注意两侧子宫角部;注意宫腔大小、形态,宫壁是否光滑,刮出物性质和量。刮出物应全部送病理学检查。

(2)子宫内膜活检:目前国外推荐使用 Karman 套管或小刮匙等的内膜活检,优点是创伤小,能够获取足够组织标本用于诊断。

(3)宫腔镜检查:在宫腔镜直视下选择病变区进行活检,较盲取内膜的诊断价值高,为首选检查方法。

(四)诊断要点

疾病确诊需要病理学诊断证实。

在病史询问及相关检查过程中,排除其他相关性疾病:妊娠相关出血,生殖器官肿瘤、感染,血液系统及肝、肾重要脏器疾病,甲状腺疾病,生殖系统发育畸形,外源性激素及异物引起的不规则出血。

(五)鉴别诊断

1.黏膜下子宫肌瘤

表现为异常的子宫出血,如月经量大、月经淋漓不尽等。行妇科超声检查可见有宫腔内或肌壁间凸向内膜的较低回声。宫腔镜下表现为向宫腔突出的组织,呈球形,质较韧。切除后行病理学检查可确诊。

2.子宫内膜癌

多出现阴道流血或阴道排液、下腹痛症状。查体可有子宫增大、子宫体压痛。典型的子宫内膜癌的超声图像有宫腔内实性不均质回声区,或宫腔线消失、肌层内有不均回声区。彩色多普勒超声可显示丰富血流信号。行诊断性刮宫、宫腔镜并活检等,取得病理学检查可确诊。

(六)治疗原则

1.一般治疗

贫血者应补充铁剂、维生素 C 和蛋白质,严重贫血者需输血。流血时间长者给予抗生素预防感染。出血期间应加强营养,避免过度劳累和剧烈运动,保证充分休息。

2.无非典型性子宫内膜增生的治疗

(1)药物治疗:①孕激素可有效治疗并预防高危人群的复发。经过周期性孕激素的治疗,98%以上的病变可在 3～6 个月内消退。②用药方案:主要为周期性用药,甲羟孕酮 8～10 mg,每天 1 次;黄体酮胶囊 100 mg,每天 2～3 次等,于月经后半个周期使用,每次 12～14 天;或宫腔内放置左炔诺孕酮宫内节育系统。

(2)手术治疗:子宫内膜去除术,如:子宫内膜射频消融术、宫腔镜子宫内膜电切术。术后应严格随访,监测疾病复发和进展。

3.非典型子宫内膜增生/子宫内膜样上皮内瘤变的治疗

对非典型子宫内膜增生/子宫内膜样上皮内瘤变患者常规治疗为子宫切除术,有保留生育要求的患者可考虑大剂量孕激素治疗,但需严密监测子宫内膜组织学变化。

(1)保守治疗:对于年轻患者,强烈要求保留生育功能,无孕激素药物使用禁忌证,并具备随访条件,经全面评估和充分咨询后,可采用全周期连续大剂量孕激素治疗 3～6 个月,病变消失则停孕激素后积极助孕;应对内膜增生的高危因素,如肥胖、胰岛素抵抗同时治疗。

用药方案:采用大剂量连续用药,如甲羟孕酮 250 mg 口服,每天 1 次;醋酸甲地孕酮 400 mg 口服,每天 1 次等。

病情监测:用药每 3 个月为 1 个疗程,每 1 个疗程结束后即行宫腔镜下刮宫或诊断性刮宫送病理检查,监测药物反应并决定下一步的治疗方案。如果内膜腺体表现为分泌期或萎缩性改变,即可停用药物治疗,对不孕患者及时更换并使用促排卵药。如果内膜对药物反应不好,需加大药物剂量,继续治疗。对长期不愈的顽固性患者,应警惕癌变的可能。

(2)手术治疗:对年龄>40 岁、无生育要求的患者,建议子宫切除术;年轻患者经药物治疗无效,内膜持续增生、加重或怀疑癌变者,也可考虑手术切除子宫。

(七)诊疗注意事项

(1)无孕激素拮抗的持续性雌激素刺激可导致无非典型性子宫内膜增生,其子宫内膜癌风险增加 3~4 倍,10 年后增加 10 倍。1%~3%的无非典型性子宫内膜增生进展为高分化子宫内膜癌。持续性无拮抗的雌激素刺激可导致无非典型性子宫内膜增生进展为非典型子宫内膜增生/子宫内膜样上皮内瘤变。活检诊断为非典型子宫内膜增生/子宫内膜样上皮内瘤变的患者中,1/4~1/3 在立即进行的子宫切除术中,或在随访的第一年内被诊断为癌。在早期的经典研究中,非典型子宫内膜增生远期风险升高 14 倍,子宫内膜样上皮内瘤变升高 45 倍。

(2)子宫内膜增生的治疗要结合其年龄、生育要求、子宫内膜增生类型等进行治疗。原则上,孕激素治疗是无非典型性子宫内膜增生的首选,子宫切除术仍是非典型子宫内膜增生/子宫内膜样上皮内瘤变的第一选择。对于符合保守治疗的患者,应充分知情,包括:非典型子宫内膜增生/子宫内膜样上皮内瘤变癌变率为 20%~50%,一部分患者已同时合并子宫内膜癌;孕激素的不良反应:血栓性静脉炎发生率为 5%~17%,体重增加发生率为 22%,高血压发生率为 17%,肺栓塞发生率为 1%,血脂及糖代谢改变,血管组织改变。

二、子宫内膜息肉

(一)概述

子宫内膜息肉为炎性子宫内膜局部血管和结缔组织增生形成息肉状赘生物突入宫腔内所致,息肉大小、数目不一,多位于子宫体部,借助细长蒂附着于子宫腔内壁,主要表现为经期延长和经量增多。

(二)临床表现

子宫内膜息肉可单发或多发,70%~90%的子宫内膜息肉有异常子宫出血,表现为经期出血、月经过多、不规则出血、不孕。少数（0～12.9％）会有腺体的不典型增生或恶变。

年龄增加、肥胖、高血压、使用他莫昔芬（三苯氧胺）的妇女容易出现。息肉体积大、高血压是恶变的危险因素。

（三）辅助检查

1.妊娠试验

有性生活史者应行妊娠试验，以排除妊娠及妊娠相关疾病。

2.超声检查

最佳检查时间为周期第 10 天之前。可行经盆腔或阴道超声检查，通常显示为子宫腔内常规形状的高回声病灶，周围环绕弱的强回声晕。注射生理盐水超声或凝胶超声可提高诊断的准确性。

3.宫腔镜检查

在宫腔镜直视下选择病变区进行活检，具有最高的敏感性和特异性，为首选检查方法。

4.刮宫或子宫内膜活检

不推荐使用。因其敏感性较低，并可能导致息肉破碎，难以用组织学诊断。

（四）诊断要点

结合症状、查体、超声检查及宫腔镜检查多可临床确诊，但仍需在宫腔镜下切除送病理检查，以排除黏膜下肌瘤、腺肉瘤、息肉恶性变等可能。

（五）鉴别诊断

1.黏膜下子宫肌瘤

表现为异常的子宫出血，如月经量大、月经淋漓不尽等。行妇科超声检查可见有宫腔内或肌壁间凸向内膜的较低回声。宫腔镜下表现为向宫腔突出的组织，呈球形，质较韧。切除后行病理学检查可确诊。

2.子宫内膜间质肉瘤

起源于子宫内膜或子宫颈内膜，临床可出现异常子宫出血。查体可见部分表现为息肉样增生，甚至脱出于子宫颈口外。肿瘤体积较一般息肉大，蒂宽，质略脆，表面光滑或可破溃导致感染。需在活检或宫腔镜下电切后，病理确诊。

（六）治疗原则

1.保守治疗

直径＜1 cm 的息肉若无症状，1 年内自然消失率约为 27％，恶变率低，可观察随诊;绝经后无症状息肉恶变率较低,充分告知后,可选择观察保守治疗。

2.药物治疗

药物治疗对子宫内膜息肉作用有限,不推荐使用。

3.手术治疗

(1)保守手术。①宫腔镜息肉切除术:对体积较大有症状的息肉推荐宫腔镜指引下息肉摘除、电切,盲刮容易遗漏;术后复发风险为 3.7%～10%,短效口服避孕药或左诀诺孕酮宫内节育系统可减少复发风险。②子宫内膜去除术:对无生育要求、多次复发者,可建议子宫内膜去除术。

(2)根治性手术:对恶变风险大者,可考虑子宫切除术。

(七)诊疗注意事项

子宫内膜息肉是一种常见的妇科疾病,临床表现最常见为异常阴道流血。无症状妇女因其他症状体检意外发现子宫内膜息肉。年龄增长与激素替代治疗是其高发的主要原因。子宫内膜息肉恶变不常见,但是随着年龄的增长、绝经后阴道流血常预示恶变的可能性。通过保守治疗,高达 25% 的子宫内膜息肉可以消退,特别是直径<1 cm 的息肉。宫腔镜下息肉切除术是治疗的主要方式。有症状的绝经后息肉患者需要病理取材进行评估,不孕症患者去除子宫内膜息肉可以提高生育能力。

第四节　子宫内膜癌

一、概述

子宫内膜癌是发生于子宫内膜的一组上皮性恶性肿瘤,以来源于子宫内膜腺体的腺癌最常见。为女性生殖道三大恶性肿瘤之一,平均发病年龄为 60 岁,其中 75% 发生于 50 岁以上妇女。

病因尚不清楚。

二、病理类型

(一)内膜样腺癌

内膜样腺癌占 80%～90%,内膜腺体高度异常增生,上皮复层,并形成筛孔状结构。按腺癌分化程度分为Ⅰ级(高分化 G_1)、Ⅱ级(中分化 G_2)、Ⅲ级(低分化 G_3)。分级愈高,恶性程度愈高。

(二)腺癌伴鳞状上皮分化

腺癌组织中有时含鳞状上皮成分,伴化生鳞状上皮成分者称棘腺癌(腺角化癌),伴鳞癌者称鳞腺癌,介于两者之间称腺癌伴鳞状上皮不典型增生。

(三)浆液性腺癌

浆液性腺癌又称子宫乳头状浆液性腺癌,占 1%～9%。恶性程度高,易有深肌层浸润和腹腔、淋巴结及远处转移,预后极差。无明显肌层浸润时,也可能发生腹腔播散。

(四)黏液性癌

肿瘤半数以上由胞质内充满黏液的细胞组成,大多腺体结构分化良好,病理行为与内膜样癌相似,预后较好。

(五)透明细胞癌

多呈实性片状、腺管样或乳头状排列,癌细胞胞浆丰富、透亮,核呈异型性或靴钉状,恶性程度高,易早期转移。

三、症状

约90%的患者出现阴道流血或阴道排液、下腹痛症状,在诊断时无症状者不足5%。

(一)阴道流血

主要表现为绝经后阴道流血,量一般不多。尚未绝经者可表现为月经增多、经期延长或月经紊乱。

(二)阴道排液

多为血性液体或浆液性分泌物,合并感染时有腐血性排液,恶臭。因阴道排液异常就诊者约占25%。

(三)下腹疼痛及其他

若肿瘤累及子宫颈内口,可引起宫腔积脓,出现下腹胀痛及痉挛样疼痛。晚期浸润周围组织或压迫神经可引起下腹及腰骶部疼痛。晚期可出现贫血、消瘦及恶病质等相应症状。

四、体征

早期子宫内膜癌妇科检查可无异常发现。晚期可有子宫明显增大,合并宫腔积脓时可有明显触痛,子宫颈管内偶有癌组织脱出,触之易出血。癌灶浸润周围组织时,子宫固定或在宫旁触及不规则结节状物。

五、诊断要点

(1)B超检查:了解子宫大小、宫腔形状、宫腔内有无赘生物、子宫内膜厚度、肌层有无浸润及浸润深度,可对异常阴道流血原因作出初步诊断并为进一步检查提供选择依据。彩色多普勒超声可显示丰富血流信号。

(2)诊断性刮宫与分段诊断性刮宫:诊断性刮宫是常用的诊断方法。一般无论B超检查结果如何,多需要进行诊断性刮宫。

分段诊断性刮宫,疑有子宫颈转移或鉴别子宫内膜癌和子宫颈管腺癌,应行分段诊断性刮宫。

(3)宫腔镜检查:可直接观察宫腔及子宫颈管内有无癌灶存在,大小及部位,直视下取材活检,减少对早期子宫内膜癌的漏诊。目前多数研究支持可进行宫腔镜检查。

(4)子宫内膜抽吸活检:方法简便,国外报道诊断准确性与诊断性刮宫相当。

(5)MRI检查可用于治疗前评估,对肌层浸润深度和子宫颈间质浸润有较准确的判断;CT检查可协助判断有无子宫外转移。

六、鉴别诊断

(一)功能失调性子宫出血

以月经紊乱(经量增多、经期延长及不规则阴道流血)为主要表现。妇科检查无异常发现,诊断性刮宫和(或)组织检查可以确诊。

(二)老年性阴道炎

主要表现为血性白带。检查时可见阴道黏膜变薄、充血或有出血点、分泌物增多等表现。B超检查宫腔内无异常发现,治疗后可好转。必要时先抗感染治疗后,再行诊断性刮宫、宫腔镜检查等。

(三)子宫黏膜下肌瘤或内膜息肉

月经过多或不规则阴道流血,可行B超检查、宫腔镜检查及诊断性刮宫以明确诊断。

（四）子宫颈管癌、子宫肉瘤及输卵管癌

均可有阴道排液增多或不规则流血。内生型子宫颈癌因癌灶位于子宫颈管内，子宫颈管变粗、变硬或呈桶状。子宫肉瘤可有子宫明显增大、质软。输卵管癌以间歇性阴道排液、阴道流血、下腹隐痛为主要症状，可有附件包块。分段诊断性刮宫及影像学检查可协助诊断。

七、治疗要点

主要治疗方法为手术、放射治疗及药物（化学药物及激素）治疗。早期患者以手术为主，按手术病理分期的结果及存在的复发高危因素选择辅助治疗；晚期则采用手术、放射、药物等综合治疗。

子宫内膜癌的分期现采用国际妇产科联盟（FIGO）2009 年制定的手术-病理分期，具体如下。

Ⅰ期：肿瘤局限于子宫体。

Ⅰ$_A$期：肿瘤局限于内膜层或浸润深度＜1/2 肌层。

Ⅰ$_B$期：肿瘤浸润深度≥1/2 肌层。

Ⅱ期：肿瘤侵犯子宫颈间质，但无子宫体外蔓延。

Ⅲ期：肿瘤局部和（或）区域扩散。

Ⅲ$_A$期：肿瘤累及浆膜层和（或）附件。

Ⅲ$_B$期：阴道或宫旁受累。

Ⅲ$_C$期：盆腔淋巴结和（或）腹主动脉旁淋巴结转移。

Ⅲ$_{C1}$期：盆腔淋巴结阳性。

Ⅲ$_{C2}$期：腹主动脉旁淋巴结阳性和（或）盆腔淋巴结阳性。

Ⅳ期：肿瘤侵及膀胱和（或）直肠黏膜，和（或）远处转移。

Ⅳ$_A$期：肿瘤侵及膀胱和（或）直肠黏膜。

Ⅳ$_B$期：远处转移，包括腹腔内和（或）腹股沟淋巴结转移。

（一）手术治疗

手术治疗为首选的治疗方法。手术目的一是进行手术-病理分期，确定病变的范围及与预后相关的重要因素；二是切除癌变的子宫及其他可能存在的转移病灶。

不同分期手术范围如下。

（1）Ⅰ期患者应行筋膜外全子宫切除及双侧附件切除术。具有以下情况之一者，应行盆腔及腹主动脉旁淋巴结切除术或取样：①特殊病理类型，如乳头状浆液性腺癌、透明细胞癌、鳞形细胞癌、未分化癌等；②子宫内膜样腺癌 G_3；③肌层浸润深度≥1/2；④癌灶累及宫腔面积超过 50％或有峡部受累。子宫内膜浆液性癌的临床Ⅰ期手术范围应与卵巢癌相同，除分期探查、切除子宫及双附件清扫腹膜后淋巴结外，还应切除大网膜及阑尾。

（2）Ⅱ期应行改良广泛子宫切除及双附件切除术，同时行盆腔淋巴结切除及腹主动脉旁淋巴结取样。

（3）Ⅲ和Ⅳ期的晚期患者手术范围个体化，应与卵巢癌相同，进行肿瘤细胞减灭手术。

（二）放射治疗

放射治疗是治疗子宫内膜癌的有效方法之一，分腔内照射及体外照射两种治疗方式。

单纯放射治疗：仅适用于有手术禁忌证或无法手术切除的晚期内膜癌患者。

放射治疗联合手术及化学治疗：术后放射治疗是Ⅰ期高危和Ⅱ期内膜癌最主要的术后辅助治疗，可明显降低局部复发率，提高生存率。对已有深肌层浸润、分化差、淋巴结转移、盆腔及阴道残留病灶的患者，术后均需加用放射治疗。对Ⅲ期和Ⅳ期患者，通过放射治疗、手术及化学治疗联合应用，可提高疗效。

（三）化学治疗

化学治疗为晚期或复发子宫内膜癌的综合治疗措施之一，也可用于术后有复发高危因素患者的治疗，以期减少盆腔外的远处转移。常用化学治疗药物有顺铂、多柔比星、紫杉醇、环磷酰胺，氟尿嘧啶、丝裂霉素、依托泊苷等。可单独应用或联合应用，也可与孕激素合并使用。子宫浆液性癌术后应给予化学治疗。

（四）孕激素治疗

主要用于晚期或复发子宫内膜癌的治疗，也可用于早期有保留生育功能的年轻患者。孕激素受体阳性者有效率可达 80％。常用药物：口服醋酸甲羟孕酮 200～400 mg/d；己酸孕酮 500 mg，肌内注射每周 2 次。长期使用可有水钠潴留、水肿或药物性肝炎等不良反应，停药后即可恢复。

（五）保留生育功能

治疗对于病灶局限在内膜、高分化、孕激素受体阳性的子宫内膜癌，患者坚决要求保留生育功能，可考虑不切除子宫和双附件，采用大剂量孕激素进行治疗。但是，这种治疗目前仍处在临床研究阶段，不应作为常规治疗手段。治疗前应充分告知患者保留生育功能治疗的利弊，3 个月进行 1 次诊断性刮宫，判断疗效以决定后续治疗。

八、注意事项

(1)手术需注意的要点：①术中首先进行全面探查，对可疑病变部位取样做冰冻切片检查；②留腹水或盆、腹腔冲洗液进行细胞学检查；③解剖并观察切除的子宫标本，判断有无肌层浸润。手术切除的标本应常规进行病理学检查，癌组织还应行雌、孕激素受体检测，作为术后选用辅助治疗的依据。

(2)子宫内膜癌分期手术后是否需要补充放射治疗、化学治疗，主要依据肿瘤的恶性程度及病变范围来决定，包括手术病理分期、组织学类型、肿瘤分级、肌层浸润深度、淋巴结转移及子宫外转移等。

第八章　妇科生殖内分泌疾病

第一节　功能失调性子宫出血

功能失调性子宫出血是指下丘脑-垂体-卵巢轴功能异常引起的异常子宫出血。包括稀发排卵、无排卵及黄体功能不足，常见于青春期、绝经过渡期，生育期也可因多囊卵巢综合征、肥胖、高催乳素血症、甲状腺疾病等引起。排卵障碍可引起因月经周期与经期出血量异常的子宫出血。

一、无排卵性功能失调性子宫出血

（一）临床表现

无排卵性功能失调性子宫出血可有各种不同临床表现，最常见的症状为：①月经周期紊乱；②经期长短与出血量多少不一，出血量少者仅为点滴出血，出血量多、时间长者可能继发贫血、大量出血，甚至导致休克。出血期间一般无腹痛或其他不适。

（二）诊断要点

主要依据病史、体格检查及辅助检查作出诊断。

辅助检查包括凝血功能检查、红细胞计数、血色素、尿妊娠试验或血 HCG 检测、盆腔 B 超检查、基础体温测定、适时血清孕酮水平测定、子宫颈细胞学检查、子宫内膜取样、宫腔镜检查等。

无排卵性功能失调性子宫出血患者子宫内膜受雌激素持续影响而无孕激素拮抗，可发生不同程度的增生性改变，少数可呈萎缩性改变。

（1）子宫内膜增生症。①单纯性增生：是最常见的子宫内膜增生类型。②复杂性增生：内膜常增生，呈息肉状。

（2）增殖期子宫内膜。

（3）萎缩性子宫内膜。

（三）鉴别诊断

无排卵性功能失调性子宫出血需要与黄体功能不足、子宫内膜不规则脱落、子宫内膜病变、机体凝血功能障碍、子宫内膜息肉等鉴别。

（四）治疗

无排卵性功能失调性子宫出血的一线治疗是药物治疗。

1. 止血

需要根据出血量选择合适的制剂和正确的使用方法。

（1）性激素治疗：采用雌激素、孕激素或雌、孕激素联合用药。

雌、孕激素联合治疗：性激素联合用药的止血效果优于单一用药。采用孕激素占优势的口服避孕药。目前使用第三代短效口服避孕药，如去氧孕烯炔雌醇片、复方孕二烯酮片或复方醋酸环丙孕酮片。用法为每次 1～2 片，每 6～12 小时 1 次，血止 3 天后按每 3 天减量 1/3，逐渐减量至每天 1 片，维持至出血停止后 21 天结束。

单纯雌激素治疗：使用大剂量雌激素可迅速促使子宫内膜生长，短期内修复创面而止血，也称"子宫内膜修复法"，适用于急性大量出血患者。主要药物为结合雌激素、戊酸雌二醇。具体用法如下。①结合雌激素（口服片剂）：每次 1.25 mg，或戊酸雌二醇每次 2 mg，每 4～6 小时 1 次口服，血止 3 天后按每 3 天递减 1/3 量为宜。②结合雌激素（肌内注射针剂）：25 mg 静脉注射，可 4～6 小时重复 1 次，一般用药 2～3 次，次日应给予结合雌激素 3.75～7.5 mg/d，口服，并按每 3 天递减 1/3 量逐渐减量。也可在 24～48 小时内开始用口服避孕药。

对存在血液高凝状态或有血栓性疾病史的患者，应禁用大剂量雌激素止血。所有雌激素疗法在血红蛋白增加至 90 g/L 以上后均必须加用孕激素撤退，有利于停药后子宫内膜的完全脱落。对于间断、少量、长期出血者，雌激素水平常常较低，也可应用雌激素治疗，多使用生理替代剂量，如妊马雌酮 1.25 mg 或戊酸雌二醇 2 mg，每天 1 次，共 21 天，最后 7～10 天加用孕激素，如地屈孕酮 10 mg，每天 2 次。

单纯孕激素治疗：使雌激素作用下持续增生的子宫内膜转化为分泌期，并有对抗雌激素作用，使内膜萎缩，也称"子宫内膜萎缩法""子宫内膜脱落法"或"药物刮宫"。适用于体内已有一定雌激素水平、血红蛋白水平＞80 g/L，生命体征稳定的患者。合成孕激素分为 3 类,常用的为地屈孕酮 10 mg 口服,每 6~12 小时 1 次,2~3 天血止后按每 3 天减量 1/3,直至维持量 10 mg 每天 2 次,持续用药至血止后 21 天停药。也可用 17-α 羟孕酮衍生物(甲羟孕酮或甲地孕酮)等。

(2)刮宫术:可迅速止血,并具有诊断价值,可以了解子宫内膜病理,除外恶性病变。适用于急性大出血、存在子宫内膜癌高危因素、育龄期病程长和绝经过渡期的患者。

(3)辅助治疗:止血药物。

2.调整月经周期

青春期或生育期无排卵性功能失调性子宫出血患者,需恢复正常的内分泌功能,以建立正常月经周期;绝经过渡期患者,需控制出血及预防子宫内膜增生症发生。

(1)雌、孕激素序贯治疗:即人工周期,模拟月经周期中卵巢分泌的内分泌变化,序贯应用雌、孕激素,使子宫内膜发生相应变化。适用于青春期及生育期内源性雌激素较低患者。于撤退性出血第 5 天开始,生理替代戊酸雌二醇 1~2 mg 或结合雌激素片 0.625~1.25 mg,每晚 1 次,连服 21 天,至服用雌激素第 11~16 天,加用醋酸甲羟孕酮片,每天 10 mg,或地屈孕酮 10 mg,每天 2 次,持续 10~14 天。连续 3 个周期为 1 个疗程。若正常月经仍未建立,应重复上述序贯治疗。若患者体内有一定雌激素水平,雌激素宜选择低剂量治疗。

(2)雌、孕激素联合治疗:此法开始即用孕激素,以限制雌激素的促内膜生长作用,使撤药性出血逐步减少,其中雌激素可预防治疗过程中孕激素的突破性出血。常用口服避孕药,可以很好地控制周期,尤其适用于有避孕需求的生育期患者。一般自药物撤退性出血第 5 天起开始服用,1 片/天,连服 21 天,1 周为药物撤退性出血间隔,连续 3 个周期为 1 个疗程。病情反复者酌情延至 6 个周期。用药期间应该注意口服避孕药的潜在风险,有血栓性疾病、心脑血管疾病高危因素及 40 岁以上吸烟的女性不宜使用。

(3)孕激素后半周期治疗:适用于有内源性雌激素的青春期或组织学检查为子宫内膜增生期的患者。于月经周期后半期(撤药性出血的第 16~25 天)口服地屈孕酮 10 mg/d,每天 2 次,共 10 天,或微粒化黄体酮,每天 200 mg~300 mg,共 5~7 天,或醋酸甲羟孕酮 10 mg/d,连用 10 天,或肌内注射黄体酮,每天 20 mg,共 5 天。酌情应用 3~6 个周期。

(4)宫内孕激素释放系统:宫腔内放置含孕酮或左炔诺孕酮缓释系统宫内节育器,每天释放左炔诺孕酮 20 μg,能在宫腔内局部抑制子宫内膜生长,适用于已无生育要求的育龄期患者。

3.手术治疗

子宫内膜切除术、子宫切除术。

二、黄体功能不足

黄体功能不足可因黄体期孕激素分泌不足或黄体过早衰退，导致子宫内膜分泌反应不良，从而引起月经频发。

(一)临床表现

月经周期缩短，因此月经频发。有时月经周期虽在正常范围内，但卵泡期延长、黄体期缩短(<11 天)。育龄妇女常可表现为不易受孕或在孕早期流产。

(二)诊断要点

根据月经周期缩短、不孕或早孕时流产，妇科检查无引起异常子宫出血的生殖器官的器质性结构改变；基础体温双相型，但排卵后体温上升缓慢，上升幅度偏低，高温期短于 11 天。经前子宫内膜活检显示分泌反应至少落后 2 天，可作出诊断。

(三)治疗

1.促进卵泡发育

针对其发生原因，调整性腺轴功能，促使卵泡发育和排卵，以利于正常黄体的形成。

2.促进月经中期 LH 峰形成

在监测到卵泡成熟时，使用绒毛膜促性腺激素 5 000～10 000 U 肌内注射，以加强月经中期 LH 排卵峰，达到促进黄体形成和提高其分泌孕酮的功能。

3.黄体功能刺激疗法

于基础体温上升后开始，肌内注射 HCG 1 000～2 000 U 每周 2 次或隔天 1 次，共 2 周，可使血浆孕酮明显上升。

4.黄体功能替代疗法

一般选用天然黄体酮制剂。自排卵后或预期下次月经前 12～14 天开始，每天肌内注射黄体酮 10～20 mg，共 10～14 天；也可口服天然微粒化黄体酮，以补充黄体分泌孕酮的不足。

5.黄体功能不足合并高催乳素血症的治疗

使用溴隐亭每天 2.5～5 mg，可使催乳激素水平下降，并促进垂体分泌促性腺激素及增加卵巢雌、孕激素分泌,从而改善黄体功能。

三、子宫内膜不规则脱落

月经周期中有卵泡发育及排卵,黄体发育良好,但萎缩过程延长,导致子宫内膜不规则脱落,从而引起经期延长。

(一)临床表现

表现为月经周期正常,但经后期出血,使经期长达 9～10 天,出血量可多可少。

(二)诊断要点

月经周期正常,经期延长,基础体温呈双相型,但下降缓慢。在月经第 5～6 天行诊断性刮宫,病理检查仍能见到呈分泌反应的内膜,且与出血期及增殖期内膜并存。

(三)治疗

1.孕激素

通过下丘脑-垂体-卵巢轴的负反馈功能,使黄体及时萎缩,内膜按时完整脱落。方法:自排卵后第 1～2 天或下次月经前 10～14 天开始,每天口服甲羟孕酮 10 mg,连服 10 天。有生育要求者,可肌内注射黄体酮注射液或口服天然微粒化黄体酮。无生育要求者也可口服避孕药,月经第 5 天开始,每天 1 片,连续 21 天为 1 个周期。

2.绒毛膜促性腺激素

用法同黄体功能不足,绒毛膜促性腺激素有促进黄体功能的作用。

(四)注意事项

(1)青春期及生育期治疗以止血、调整周期为治疗原则,有生育要求者需促排卵治疗。绝经过渡期治疗以止血、调整周期、减少经量、防止子宫内膜病变为治疗原则。

(2)对少量出血者,使用最低有效剂量激素,以减少药物不良反应。对大量出血患者,要求性激素治疗 8 小时内见效,24～48 小时内出血基本停止,若 96 小时以上仍不止血,应考虑有器质性病变存在的可能。

(3)对无性生活史的青少年,刮宫术仅适用于大量出血且药物治疗无效需立即止血或急需了解子宫内膜组织学除外内膜病变者。

(4)利用宫腔镜下单、双极金属套环、激光、滚动球电凝、热球内膜切除及微波内膜切除等方法,使子宫内膜组织凝固或坏死。子宫内膜切除术治疗必要条件:无生育要求并需除外子宫内膜恶性病变、子宫内膜不典型增生及子宫内膜复杂性增生过长者。

(5)对于药物治疗效果不佳或不宜用药、无生育需求,尤其是不易随访的年龄较大者,可选择子宫切除术。

第二节　闭　　经

一、概述

闭经是指月经停止。妊娠、哺乳和绝经期的闭经是生理性闭经。由其他原因造成的超过预期初潮年龄或月经停止为病理性闭经。

按生殖轴病变和功能失调的部位分为下丘脑性闭经、垂体性闭经、卵巢性闭经、子宫性闭经和下生殖道发育异常性闭经。按既往有无月经来潮分为原发性闭经和继发性闭经。

(一)原发性闭经

原发性闭经指超过 14 岁仍没有月经,也没有第二性征发育(如乳房初发育和阴毛初现),或虽有第二性征发育,但 16 岁仍无月经来潮。

(二)继发性闭经

继发性闭经指在自然月经后,3 个月或 6 个月经周期无月经来潮。

二、病因及临床表现

正常月经的建立和维持,有赖于下丘脑-垂体-卵巢轴的神经内分泌调节、靶器官子宫内膜对性激素的周期性反应和下生殖道的通畅,其中任何一个环节发生障碍均可导致闭经。

(一)原发性闭经

较少见,多为遗传原因和先天性发育缺陷引起,部分患者伴有生殖道异常。根据第二性征发育情况,分为第二性征存在和第二性征缺乏两类。

1.第二性征存在的原发性闭经

(1)米勒管发育不全综合征:由副中肾管发育障碍引起的先天畸形。染色体核型正常,为 46,XX,促性腺激素正常,有排卵,外生殖器、输卵管、卵巢及女性第二性征正常。表现为始基子宫或无子宫、无阴道。

(2)雄激素不敏感综合征:为男性假两性畸形,染色体核型为 46,XY,但 X 染色体上的雄激素受体基因缺陷。性腺为睾丸,位于腹腔内或腹股沟。因为靶细胞睾酮受体缺陷,雄激素不能发挥生物学效应;而睾酮可转化为雌激素起作用,故表型为女型,但性征发育不佳,阴道为盲端,较短浅,子宫及输卵管缺如。

(3)对抗性卵巢综合征:内源性促性腺激素升高,卵巢对外源性促性腺激素不敏感,临床表现为原发性闭经,女性第二性征存在。

(4)生殖道闭锁:生殖道闭锁引起的横向阻断,如阴道闭锁、阴道横隔、无孔处女膜等。

(5)真两性畸形:非常少见,染色体核型异常,体内同时存在卵巢和睾丸组织,女性第二性征存在。

2.第二性征缺乏的原发性闭经

(1)低促性腺激素性腺功能减退:因下丘脑分泌促性腺激素释放激素不足或垂体分泌促性腺激素不足而致原发性闭经。最常见为体质性青春发育延迟。其次为嗅觉缺失综合征,为下丘脑促性腺激素释放激素先天性分泌缺乏,同时伴有嗅觉丧失或减退。临床表现为原发性闭经,女性第二性征缺如,但女性内生殖器分化正常。

(2)高促性腺激素性腺功能减退:原发于性腺衰竭所致的性激素分泌减少可引起反馈性 LH、FSH 升高,常合并生殖道异常。①特纳综合征:属于性腺先天性发育不全。为含 X 的性染色体异常。表现为原发性闭经,卵巢不发育,身材矮小,第二性征发育不良,常有蹼颈、后发际低、肘外翻等临床特征。②46,XX 单纯性腺发育不良:体格发育无异常,卵巢发育差,女性性征发育差,但外生殖器为女性特征。③46,XY 单纯性腺发育不全:主要表现为条索状性腺和原发性闭经。具有女性生殖系统,但第二性征发育不良。

(二)继发性闭经

发生率明显高于原发性闭经。根据控制正常月经周期的 5 个主要环节,分为下丘脑性、垂体性、卵巢性、子宫性和下生殖道异常性闭经。

1.下丘脑性闭经

下丘脑性闭经指中枢神经系统及下丘脑各种功能和器质性疾病引起的闭经,以功能性原因为主。此类闭经的特点是下丘脑合成和分泌促性腺激素释放激素缺陷或下降导致垂体促性腺激素,即 FSH、LH 的分泌功能低下,故属于低促性腺激素性闭经。

(1)精神应激:突然或长期精神压抑、紧张、忧虑、环境改变、过度劳累、情感变化、寒冷等,均可能引起神经内分泌障碍而导致闭经。

(2)体重下降和神经性厌食:因过度节食,导致体重急剧下降,导致下丘脑和垂体的多种激素分泌降低,进而引起闭经。

(3)运动性闭经:长期的剧烈运动或某些舞蹈训练,导致体内脂肪明显减少和营养不良引起瘦素水平下降,进而抑制生殖轴功能。

(4)药物性闭经:长期应用甾体类避孕药及某些药物,如吩噻嗪衍生物(奋乃静、氯丙嗪)、利血平等,可引起继发性闭经。药物性闭经通常是可逆的,停药3～6个月月经多能自然恢复。

(5)颅咽管瘤:瘤体增大可压迫下丘脑和垂体,引起闭经、生殖器萎缩、颅内压增高等症状。

2.垂体性闭经

腺垂体器质性病变或功能失调,均可影响促性腺激素分泌,继而影响卵巢功能引起闭经。

(1)垂体梗死:常见的为希恩综合征。由于产后大出血休克,导致垂体促性腺激素细胞缺血坏死,引起腺垂体功能低下而出现一系列症状,如闭经、无泌乳、性欲减退,肾上腺、甲状腺功能减退等。

(2)垂体肿瘤:位于蝶鞍内的腺垂体各种腺细胞均可发生肿瘤,肿瘤分泌激素抑制促性腺激素释放激素分泌和(或)压迫分泌细胞,使促性腺激素分泌减少而导致闭经。最常见的是分泌催乳素(prolactin,PRL)的腺瘤引起的闭经,即闭经溢乳综合征。

(3)空蝶鞍综合征:蝶鞍因先天性发育不良、肿瘤或手术破坏,脑脊液流入垂体窝,垂体受压缩小,出现闭经及相应症状。

3.卵巢性闭经

卵巢分泌的性激素水平低下,子宫内膜不发生周期性变化而导致闭经。这类闭经促性腺激素升高,属高促性腺素性闭经。

(1)卵巢早衰:40岁前,由于卵巢内卵泡耗竭或医源性损伤发生卵巢功能衰竭,以雌激素和高促性腺激素为特征,表现为继发性闭经,常伴围绝经期症状。

(2)卵巢功能性肿瘤:分泌性激素的卵巢性索间质肿瘤可抑制性腺轴而引起闭经。

(3)多囊卵巢综合征:以长期无排卵及高雄激素血症为特征。临床表现为闭经、不孕、多毛和肥胖。

4.子宫性闭经

继发性子宫性闭经的病因包括感染、创伤导致宫腔粘连引起的闭经。月经调节功能和第二性征发育正常。

(1)子宫腔粘连综合征:为子宫性闭经最常见原因。各种宫腔内操作损伤子宫内膜和(或)宫内感染均可造成闭经。子宫颈手术后或仅子宫颈粘连时,可有月经产生而不能流出。

(2)手术切除子宫或放射治疗破坏子宫内膜也可引起闭经。

5.其他

其他内分泌器官,如甲状腺、肾上腺、胰腺等功能紊乱也可引起闭经。

三、诊断

需要先寻找闭经原因,确定病变部位,然后再明确是何种疾病引起。

(一)病史

病史包括月经史、婚育史、子宫手术史及发病的可能起因和伴随症状,如环境变化、精神心理创伤、情感应激、过强运动、营养状况及有无头痛、溢乳等。对原发性闭经者应了解青春期生长和发育进程。

(二)体格检查

体格检查包括身高、体重,第二性征发育情况,有无发育畸形,有无甲状腺肿大,有无溢乳,皮肤色泽及毛发分布。

(三)妇科检查

内、外生殖器发育情况及有无畸形。

(四)实验室辅助检查

有性生活史的妇女出现闭经,必须首先除外妊娠。

(1)评估雌激素水平以确定闭经程度。①孕激素试验:孕激素撤退后有出血说明体内有一定内源性雌激素水平;停药后无出血可能存在两种情况:一是内源性雌激素水平低下,另一种情况是子宫性闭经。具体孕激素试验方法:黄体酮 20 mg/d,肌内注射,3～5 天;或醋酸甲羟孕酮 10 mg/d,口服,8～10 天;或地屈孕酮 10～20 mg/d,口服,10 天;或微粒化黄体酮 200 mg/d,口服 10 天。②雌、孕激素试验:服用戊酸雌二醇 2～4 mg/d,或结合雌激素 0.625～1.25 mg/d,20～30 天后加用孕激素(以上任一种孕激素)。停药后如有撤退性出血,则排除子宫性闭经,停药后无撤退性出血可确定子宫性闭经。

（2）激素水平测定：近期未使用性激素或停用雌、孕激素类药物至少两周后测 FSH、LH、PRL、TSH 等激素水平,以协助诊断。

（3）染色体检查：高促性腺激素性闭经及性分化异常者应行染色体检查。

（4）其他辅助检查。①超声检查：了解盆腔内有无占位性病变、子宫大小、内膜厚度、卵巢大小及有无肿瘤等。②基础体温测定：了解卵巢排卵功能。③宫腔镜检查：排除宫腔粘连等。④影像学检查：考虑颅内病变可行头部 MRI 或 CT 检查;有明显男性化体征者,还应进行卵巢和肾上腺超声或 MRI 检查,以排除肿瘤。

四、治疗

根据病因的综合治疗。

（一）生活指导

针对精神应激、低体重、节制饮食或过度运动等给予必要指导,进行相应调整。

（二）内分泌药物治疗

1.激素水平异常者给予激素进行调节

催乳素过高可给予溴隐亭,2.5～7.5 mg/d;甲状腺功能低下可补充甲状腺素,定期监测激素水平。

2.雌、孕激素治疗

根据患者体内雌激素水平及生育要求,可选用雌、孕激素人周期替代治疗、孕激素后半期治疗或短效口服避孕药。雌激素可以选用戊酸雌二醇（1～2 mg/d）、结合雌激素（0.625～1.25 mg/d）等;孕激素可以选择地屈孕酮（10～20 mg/d）、微粒化黄体酮（200 mg/d）或醋酸甲羟孕酮（10 mg/d）等;短效口服避孕药可选择去氧孕烯炔雌醇、复方孕二烯酮片或炔雌醇环丙孕酮等。人工周期替代治疗还可以选用戊酸雌二醇/雌二醇环丙孕酮,或雌二醇/雌二醇地屈孕酮等雌、孕激素复合制剂。

3.促排卵

对有生育要求者,可用氯米芬或尿促性素诱发排卵,必要时采用辅助生育技术治疗。

（1）氯米芬。用法：自然或人工诱发月经周期的第 3～5 天起,50～150 mg/d（可根据患者体重及以往治疗反应决定）,共 5 天。如能应用 B 超监测卵泡发育,则更能确定是否排卵及卵泡发育情况。卵泡直径达 18～20 mm 时,可肌内注射 HCG 5 000～10 000 IU,以诱发排卵。

(2)尿促性素。常规用法:自然月经来潮或黄体酮撤退出血第 2～3 天,每天肌内注射尿促性素 1 支,根据 B 超监测卵泡发育情况增减用量,优势卵泡直径达 18 mm时,肌内注射 HCG 5 000～10 000 IU,以诱发排卵,排卵后应用黄体酮支持治疗。若有 3 个卵泡同时发育,应停用 HCG,以避免卵巢过度刺激综合征发生。

(三)手术治疗

针对器质性病变,采用相应的手术治疗。

(1)生殖道畸形:经血引流阻塞部位行切开术,并通过手术矫正(成形术)建立通道。

(2)子宫粘连:可在宫腔镜直视下机械性(剪刀)或用能量器械分离子宫内粘连,子宫腔内留置球囊或节育器,术后给予大剂量雌激素,连用 2～3 个周期。

(3)肿瘤:卵巢肿瘤一经诊断应手术切除。颅内肿瘤应根据肿瘤大小、性质及是否有压迫症状决定是否采用手术治疗。含 Y 染色体的患者性腺易发生肿瘤,应行性腺切除术。

五、转诊时机

因辅助生育技术需要专业的设备和技术人员,所以如果促排卵无法自然受孕,应转诊至有技术资质的单位行辅助生育治疗;对于促排卵过程中发生的较重的卵巢过度刺激综合征的患者,也应及时转至上级医院诊治,以免因救治不力而产生严重并发症。

对于一些特殊检查项目或较复杂的生殖道畸形矫正手术,应转至有相应诊疗条件的上级医院进行治疗。

六、注意事项

(1)对于苗勒管结构缺失、有 Y 染色体、卵巢早衰患者心理咨询是非常重要的。

(2)对青春期性幼稚患者,在身高未达到预期高度时,雌激素治疗应从小剂量开始,如戊酸雌二醇 0.5 mg/d、结合雌激素 0.3 mg/d,在身高达到预期高度后再增加剂量。

(3)对于医源性闭经[子宫和(或)双侧卵巢切除,或因恶性肿瘤放射治疗、化学治疗后],可根据卵巢功能和有无禁忌证进行相应的激素补充。

(4)下丘脑性闭经和卵巢早衰等低雌激素闭经应就雌/孕激素治疗和口服避孕药的利弊进行咨询。激素治疗的利弊与绝经后妇女不同。推荐补充钙和维生素 D 预防骨质疏松。

(5)下丘脑功能性闭经在疏导压力、减少运动强度、增重、厌食行为治疗或疾病痊愈后可缓解。和厌食相关者常需要给予多种医学评估和有效的心理治疗。

(6)多囊卵巢综合征的治疗包括高雄激素血症所致多毛症和远期并发症(子宫内膜增生、肥胖和代谢异常)。常用口服避孕药,可减少卵巢分泌雄激素,预防子宫内膜增生,减少子宫异常出血。

第三节　不　孕　症

一、概述

不孕症是指育龄期女子婚后或末次妊娠后,夫妇同居 1 年以上,男方生殖功能正常,未避孕而不受孕为主要表现的疾病。既往从未受孕者 1 年未避孕未孕称为原发性不孕;曾有过妊娠,又连续 1 年以上不孕者,称为继发性不孕。

二、临床表现

根据不同不孕病因,患者可无明显临床症状,仅表现为受孕障碍;也可依导致不孕原因出现对应的临床表现,如排卵障碍患者月经异常;盆腔炎症患者出现相应腹痛、发热等症状。

三、诊断要点

(一)男方检查与诊断

男方检查包括病史采集、体格检查(包括全身和局部生殖器检查)和精液常规检查。其中精液常规检查为不孕症夫妇的首选检查项目,根据精液检测手册(WHO,2010 年,第 5 版)进行,初诊时男方一般要进行 2~3 次精液检查。如检查为无精症,视情况可能需进行睾丸活检。

(二)女方检查与诊断

1.病史采集

初诊时,详细询问不孕病史至关重要。

（1）现病史：不孕年限，盆、腹腔疼痛、低热、畏寒、白带异常病史，盆、腹腔手术史等，辅助检查及治疗经过。

（2）月经婚育史：初潮年龄、月经周期、经量，是否伴发痛经及严重程度，孕产史及避孕方法；既往史：结核、性传播疾病等传染病史，手术史及自身免疫疾病史等；个人史及家族史。

2.体格检查

体格发育情况：包括身高、体重、体脂分布、毛发分布等，有无溢乳、高雄激素体征（包括多毛、痤疮、黑棘皮病等）；妇科检查包括生殖道形态检查及子宫、附件有无异常肿物，盆腔有无异常包块等。

3.女性不孕特殊检查

（1）基础体温测定：周期性连续的基础体温可以大致反映排卵和黄体功能，但不能成为独立的诊断依据，推荐结合其他排卵监测方法使用。

（2）B超监测卵泡发育：推荐使用经阴道超声，检测内容包括：子宫大小、形态，子宫肌层回声、内膜厚度及分型；卵巢状态，窦状卵泡计数，优势卵泡直径。卵巢内异常回声特征，是否有输卵管积水征象，是否有异常盆腔积液征象。

（3）血激素水平测定：一般在排卵异常和高龄女性（＞35 岁）中进行。包括周期 2～4 天 FSH、LH、雌二醇（estradiol，E_2）测定，可反映卵巢储备功能及基础状态，TSH 反映甲状腺功能，PRL 反映是否存在高催乳素血症，E_2 反映是否存在高雄激素血症等内分泌紊乱情况。

（4）输卵管通畅度检查。①子宫输卵管造影：对子宫腔也有比较全面的了解，能判断宫腔内 5 mm 大小的病变，操作简便。造影剂可采用 40%碘化油或76%泛影葡胺，患者仰卧于 X 线检查台，宫腔内注入造影剂。先拍摄第一张片以了解宫腔及输卵管情况，继续注入造影剂同时拍摄第二张片，观察有无造影剂进入盆腔及在盆腔内弥散情况；若是采用碘油则 24 小时后摄第三张片。②子宫输卵管超声造影：通过向宫腔注射超声造影剂，观察子宫腔形态和占位，同时观察输卵管通畅情况，最终通过图像合成输卵管形态及观察盆腔弥散情况。

（5）宫腔镜检查：对疑有任何形式的宫腔内病变或需要对宫腔内病变作出诊断及治疗者，均为宫腔镜检查的适应证。观察子宫腔形态、内膜色泽和厚度，双侧输卵管开口，是否有宫腔粘连、畸形、息肉、肌瘤等，联合腹腔镜可行宫腔镜下插管输卵管通液术，间质部常因痉挛、组织碎屑残留、轻度粘连和瘢痕而在通液试验时出现梗阻的假象，在宫腔镜直视下从输卵管向宫腔开口处插管通液或造影能对间质部直接起疏通和灌洗作用，是诊断和治疗输卵管间质部梗阻的可靠方法。

（6）腹腔镜检查：原发性和继发性不孕、复发性流产，怀疑输卵管因素引起的不孕症，内生殖器发育异常者，可用腹腔镜检查或腹腔镜、宫腔镜联合检查，以明确不孕原因。腹腔镜可直视盆腔内脏器，能全面、准确、及时判断各器官病变的性质和程度。通过镜下通液试验能动态观察输卵管通畅程度，同时起着疏通输卵管腔的作用，是女性不孕检查的最佳手段之一。

四、治疗

（一）治疗生殖道器质性病变

（1）输卵管因素不孕：行腹腔镜下输卵管手术，包括输卵管造口术、整形术、吻合术等，对较大的积水，主张结扎或切除。

（2）卵巢肿瘤：有内分泌功能性肿瘤可影响排卵，应予以切除；性质不明肿瘤应明确诊断，手术探查，必要时进行保留生育功能手术。

（3）子宫病变：行子宫肌瘤、内膜息肉、子宫纵隔、宫腔粘连等矫正手术。

（4）子宫内膜异位症：对于重度、复发性子宫内膜异位症，由于存在卵巢功能减退的可能，应慎重考虑手术。

（5）生殖系统结核：活动期结核应行抗结核治疗，用药期间应避孕。

（二）诱导排卵

（1）氯米芬。用法：自然或人工诱发月经周期的第 3～5 天起，50～150 mg/d（可根据患者体重及以往治疗反应决定），共 5 天。如能应用 B 超监测卵泡发育，则更能确定是否排卵及卵泡发育情况。卵泡直径达 18～20 mm 时，可肌内注射 HCG 5 000～10 000 IU，以诱发排卵。

（2）尿促性素。常规用法：自然月经来潮或黄体酮撤退出血第 2～3 天，每天肌内注射尿促性素 1 支，根据 B 超监测卵泡发育情况增减用量，优势卵泡直径达 18 mm 时，肌内注射 HCG 5 000～10 000 IU，以诱发排卵，排卵后应用黄体酮支持治疗。若有 3 个卵泡同时发育，应停用 HCG，以避免卵巢过度刺激综合征发生。

（三）不明原因不孕的治疗

因病因不能明确，目前缺乏肯定有效的治疗方法和疗效指标，一般对年轻、卵巢功能好的夫妇，可行期待治疗；但卵巢功能减退和年龄＞30 岁的夫妇，应慎重选择期待治疗。可行夫精人工授精 3～6 个周期诊断性治疗。

(四)辅助生育技术

辅助生育技术包括人工授精、体外受精-胚胎移植及其衍生技术。

五、转诊时机

在初步的不孕症病因筛查后,如一般的处理未能奏效或病因未明,比如普通促排卵 3～6 个周期未成功,建议转诊到有生殖医学专科的医院行进一步的诊治。

六、注意事项

(1)不孕患者就诊应遵循规范程序对女方排卵情况、输卵管通畅度和男方精液情况同时进行筛查,以便了解不孕因素。

(2)如上述检查未能发现病因,应转诊到生殖专科进一步诊治。

(3)如患者年龄＞37 岁,试孕半年以上未孕,可能有卵巢储备下降,建议将患者转诊到生殖专科尽快诊治,以免贻误生育时机。

(4)应用促性腺激素促排卵时,需要有激素测定和 B 超检测的激素和设备,同时具备对并发症(如卵巢过度刺激综合征等)的处理能力,如这些技术水平欠完善,则建议不宜使用该疗法。

(5)涉及卵巢的良性病变的手术,建议行卵巢储备评估并注意卵巢储备的保护,以免造成医源性卵巢储备损害时生育力受损。

第四节　多囊卵巢综合征

一、概述

多囊卵巢综合征(polycystic ovary syndrome,PCOS)是一种常见的女性内分泌及代谢异常的慢性病,其发病机制复杂,临床表现高度异质性。PCOS 不仅影响女性生殖健康,还易并发糖尿病、代谢综合征、子宫内膜癌和心血管疾病。多囊卵巢综合征在青春期及育龄期妇女中发生率为 5%～10%。

二、临床表现

PCOS 常发病于青春期、生育期,以无排卵、不孕、肥胖、多毛等典型临床表现为主；中老年则出现因长期的代谢障碍导致的高血压、糖尿病、心血管疾病等。因此，未得到恰当处理的 PCOS 可影响患者的一生。

（1）月经失调：主要表现为月经稀发、经量少或闭经。少数患者表现为月经过多或不规则出血。

（2）不孕：PCOS 患者由于持续的无排卵状态，导致不孕。即使妊娠也易发生流产。

（3）高雄激素表现：PCOS 女性呈现不同程度的多毛、痤疮、皮肤粗糙、毛孔粗大。

（4）代谢异常表现：肥胖（中心性肥胖）、黑棘皮病等。

（5）B 超检查可见一侧或双侧卵巢有直径 2～9 mm 的卵泡，数目≥12 个，和（或）卵巢体积≥10 mL。

（6）内分泌改变。①雄激素水平高：血清水平升高，少数患者脱氢表雄酮和硫酸脱氢表雄酮升高，性激素结合球蛋白水平降低。②促性腺激素变化：LH 水平升高，且较恒定地维持在正常妇女月经周期中卵泡期上下水平，而 FSH 则相当于早卵泡期水平，因此 LH/FSH 比值多升高。③胰岛素抵抗及高胰岛素血症：50％～60％PCOS 患者呈现高胰岛素分泌和胰岛素抵抗，有发展为糖耐量受损和 2 型糖尿病的危险。④血清催乳素（prolactin，PRL）水平升高：10％～15％PCOS 患者表现为轻度的高催乳素血症，明显的高催乳素血症或催乳素瘤是 PCOS 的诊断指标之一。

（7）远期并发症。①肿瘤：持续的、无周期性的、相对偏高的雌激素水平和升高的雌酮与雌酮/雌二醇比值，又无孕激素拮抗，可增加子宫内膜癌和乳腺癌发病率。②心血管疾病：血脂代谢紊乱易引起动脉粥样硬化，从而导致冠心病、高血压等。③糖尿病：胰岛素抵抗和高胰岛素血症、肥胖，易发展为隐性糖尿病或糖尿病。

三、诊断要点

（一）诊断标准

中华医学会妇产科分会推荐采用 2003 年欧洲人类生殖和胚胎与美国生殖医学学会的鹿特丹专家会议推荐的标准。

（1）稀发排卵或无排卵：临床表现为闭经、月经稀发、初潮 2～3 年不能建立规律月经，以及基础体温呈现单相。有时，月经规律者却并非有排卵性月经。

（2）高雄激素的临床表现和（或）高雄激素血症：临床表现有痤疮、多毛。高雄激素血症者血清总睾酮、游离睾酮指数或游离睾酮高于检测单位实验室参考正常值。

（3）卵巢多囊性改变：B超检查可见一侧或双侧卵巢有直径 2~9 mm 的卵泡，数目≥12 个，和（或）卵巢体积≥10 cm^3。

符合上述 3 项中任何 2 项者，除外高雄激素血症的其他原因即可诊断 PCOS。

（二）辅助检查

若怀疑 PCOS 时，可采用以下辅助检查，以便正确诊断、恰当治疗（表 8-1）。

表 8-1　PCOS 的检验项目

诊断项目	游离睾酮，黄体生成素
	睾酮，游离睾酮，硫酸脱氢表雄酮，性激素结合球蛋白
鉴别诊断项目	PRL，17-羟孕酮，促甲状腺激素
	皮质醇
并发症检测项目	血脂
	空腹血糖，糖负荷后两小时血糖

1.体格检查

测定血压，确定体重指数（body mass index，BMI）、腰围，了解有无高血压和肥胖，确定肥胖类型。

2.实验室测定

了解是否存在生化高雄激素血症、代谢综合征及下丘脑性闭经。

（1）总睾酮、生物活性睾酮或游离睾酮、性激素结合球蛋白测定：PCOS 患者血清睾酮、双氢睾酮、雄烯二酮水平升高，性激素结合球蛋白水平下降，部分患者表现为血清总睾酮水平不高但血清游离睾酮升高。由肾上腺产生的脱氢表雄酮或硫酸脱氢表雄酮正常或轻度升高。

（2）TSH、PRL 测定以排除甲状腺功能异常和高催乳素血症引起的排卵障碍；17-羟孕酮测定以排除先天性肾上腺皮质增生症引起的高雄激素血症。

（3）2 小时口服葡萄糖耐量试验：糖尿病及糖尿病前期的诊断标准（WHO 2006 年推荐）见表 8-2。

表 8-2　糖尿病及糖尿病前期的诊断标准

糖尿病	诊断标准
空腹血糖	≥7.0 mmol/L（126 mg/dL）或≥11.1 mmol/L（200 mg/dL）
糖耐量异常	诊断标准

续表

糖尿病	诊断标准
空腹血糖	≥7.0 mmol/L(126 mg/dL)
糖负荷 2 小时血糖 *	≥7.8 mmol/L 且<11.1 mmol/L(≥140 mg/dL 且<200 mg/dL)
空腹血糖异常	诊断标准
空腹血糖	6.1～6.9 mmol/L(110～125 mg/dL)和(如果有测定)
糖负荷 2 小时血糖 *	<7.8 mmol/L(140 mg/dL)

* 口服 75 g 葡萄糖后 2 小时静脉血糖水平

* 如果为测定 2 小时血糖,则由于糖尿病或糖耐量异常不能排除而情况不确定

糖尿病前期:空腹血糖异常或糖耐量异常

(4)空腹血脂、脂蛋白测定正常者:高密度脂蛋白＞50 mg,甘油三酯<150 mg。

根据患者情况,可选择以下测定:①促性腺激素测定,FSH、LH 升高,LH/FSH≥2;②空腹胰岛素水平或胰岛素释放试验。

3.B 超检查

卵巢多囊性改变为一侧或双侧卵巢中见≥12 个 2～9 mm 直径的卵泡,卵巢＞10 cm^3。一侧卵巢见上述改变也可诊断。阴道超声检查较为准确,无性生活史的患者应行经直肠超声检查。宜选择在卵泡早期(月经规律者)或无优势卵泡状态下做超声检查。卵巢体积计算(cm^3):0.5×长(cm)×宽(cm)×厚(cm);卵泡数目测定应包括横面与纵面扫描;若卵泡直径<10 mm,则可取卵泡横径与纵径的平均数。

(三)鉴别诊断

(1)产生雄激素的卵巢肿瘤:如门细胞瘤、支持-间质细胞瘤,可行 B 超、CT检查协助诊断。

(2)先天性肾上腺皮质增生症:可引起 17α-羟孕酮和雄激素水平增高。

(3)库欣综合征:实验室检查发现血浆皮质醇正常的昼夜节律消失,尿游离皮质醇增高,过夜小剂量地塞米松抑制试验是筛查本病的简单方法。

(4)高催乳素血症。

(5)甲状腺功能异常:可检测血清 TSH 以鉴别本病。

四、治疗

PCOS 的治疗主要为调整月经周期、治疗高雄激素与胰岛素抵抗,以及有生

育要求者的促排卵治疗。其次,无论有生育要求与否,均应进行生活方式调整、戒烟、戒酒及锻炼。

(一)调整月经周期

可采用口服避孕药和孕激素后半周期疗法,有助于调整月经周期、纠正高雄激素血症、改善高雄激素血症的临床表现。其周期性撤退性出血可改善子宫内膜状态,预防子宫内膜癌的发生。

(1)口服避孕药作用及注意点:口服避孕药可很好地控制周期,尤其适用于有避孕需求的生育期患者。应注意口服避孕药潜在风险,不宜用于有血栓性疾病、心脑血管疾病高危因素及 40 岁以上吸烟的女性。PCOS 患者常有血糖、血脂代谢紊乱,用药期间应监测血糖、血脂变化。青春期女孩应用口服避孕药前,应做好充分的知情同意。

(2)孕激素后半周期疗法:适用于无严重高雄激素症状和代谢紊乱的患者。于月经周期后半期(月经第 16～25 天)口服地屈孕酮片 10 mg/d,每天 2 次,共10 天,或微粒化黄体酮 200～300 mg/d,5～7 天,或醋酸甲羟孕酮 10 mg/d,连用10 天,或肌内注射黄体酮 20 mg/d,共 5 天。

(二)多毛、痤疮及高雄激素治疗

可采用短效口服避孕药,首选复方醋酸环丙孕酮。

(三)胰岛素抵抗的治疗

该治疗方法适用于肥胖或有胰岛素抵抗的患者,可采用二甲双胍治疗,用法:500 mg,每天 2 次或 3 次。当患者并发糖尿病前期或糖尿病时,建议转诊至内分泌专科诊治。

(四)促排卵治疗

促排卵治疗适用于有生育要求患者。首选氯米芬治疗。若无效,可采用促性腺激素、腹腔镜下卵巢打孔术及体外受精-胚胎移植。在需要辅助生育治疗的情况下,应该转诊给具备辅助生殖技术的医疗单位诊治。

(1)氯米芬。用法:自然或人工诱发月经周期的第 5 天起,50～150 mg/d(可根据患者体重及以往治疗反应决定),共 5 天。如能应用 B 超监测卵泡发育,则更能确定是否排卵及卵泡发育情况。卵泡直径达 18～20 mm 时,可肌内注射HCG 5 000～10 000 IU,以诱发排卵。

(2)促性腺激素:使用促性腺激素需要具备监测排卵的设施及技术,如必要,建议转诊至上级医院诊治。用法如下。①尿促性素:自然月经来潮或黄体酮撤退出血第 5 天,每天肌内注射尿促性素 1 支,根据 B 超监测卵泡发育情况增减用量,优势卵泡直径达 18～20 mm 时,肌内注射 HCG 5 000～10 000 IU,以诱发排卵。若有 3 个卵泡同时发育,应停用 HCG,以避免卵巢过度刺激综合征发生。尿促性素也可和氯米芬联合应用,以促卵泡发育。

(3)腹腔镜下卵巢打孔术:主要适用于 BMI≤34,LH>10 miu/mL,游离睾酮高者,以及氯米芬和常规促排卵治疗无效的患者。现多采用激光或单极电凝将卵泡气化和电凝。其主要并发症为盆腔粘连,偶有卵巢萎缩。应慎重选择。

(五)体外受精-胚胎移植

难治性 PCOS 患者(应用促排卵治疗 6 个周期无排卵者或有排卵,但未妊娠者)可采用体外受精-胚胎移植方法助孕。

五、转诊时机

(一)PCOS 患者

早期由于月经和生育的问题,大多就诊于妇产科和生殖科,但其并发症及需鉴别的疾病涉及多个学科(内分泌科、心血管科、皮肤科、肿瘤科等),各个专科对 PCOS 的认知容易受专业视野的局限而未能提供"一体化"的诊治。及早诊治并发症及长期的"一体化"管理常常需要多学科的协作或需要具备多学科学识及诊治能力。当鉴别诊断困难或有并发症时,建议及时转诊。

(二)多囊卵巢综合征患者

促排卵时易出现卵巢过度刺激综合征,使用促排卵药物需注意从小剂量开始,并具备检测排卵的医疗条件,一旦发生卵巢过度刺激综合征,应转诊患者到有条件诊治的上级医院。

六、注意事项

(1)由于 PCOS 对患者的终身影响,长期管理需要提高患者的依从性。要对患者进行充分的教育和咨询。

(2)对青春期患者,需要为患者和家长提供长期治疗的咨询。

(3)对高雄激素血症未能做准确的鉴别诊断时,应转诊患者到有条件的医院进行专科检查,排除引起高雄激素血症的其他疾病,如先天性肾上腺皮质增生症、产生过多雄激素的肿瘤等疾病,才可确诊为多囊卵巢综合征。

(4)多囊卵巢综合征的排卵障碍造成长期缺乏孕激素的作用,使患者成为子宫内膜癌的高危患者。尤其对继发闭经的患者,应注意其内膜厚度,必要时做相应检查以排除子宫内膜癌。

(5)多囊卵巢综合征出现代谢异常时(如血糖代谢异常、高血脂、高血压等)，应与内科医师一同诊治。

第五节　绝经综合征

一、概述

绝经综合征指伴随卵巢功能下降乃至衰竭而出现的影响绝经相关健康的一组综合征。绝经指永久性无月经状态。绝经分为自然绝经和人工绝经，自然绝经指卵巢内卵泡生理性耗竭所致的绝经；人工绝经指双侧卵巢经手术切除或放射线照射等所致的绝经。人工绝经更易发生绝经综合征。

绝经前后最明显变化是卵巢功能衰退，随后表现为下丘脑-垂体功能退化。卵巢功能衰退的最早征象是卵泡对 FSH 敏感性降低，FSH 水平升高。绝经过度早期雌激素水平并无明显下降，只有在卵泡完全停止生长发育后，雌激素水平才迅速下降。

二、临床表现

(一)月经改变

最早出现的临床症状。

(1)月经周期缩短、经量减少、绝经。

(2)月经周期和经期延长，经量增多，大出血或淋漓不尽，之后逐渐减少而停止。

(3)月经突然停止。

(二)血管舒缩症状

潮热、出汗，为血管舒缩功能不稳定所致，是绝经综合征最突出的特征性症状之一。该症状可持续 1～2 年，有时长达 5 年或更长。潮热严重时可影响妇女的工作、生活和睡眠，是围绝经期女性需要性激素治疗的主要原因。

(三)自主神经功能障碍症状

心悸、眩晕、头痛、失眠、耳鸣等。

(四)精神神经症状

常表现为注意力不集中、情绪波动大、激动易怒或情绪低落、不能自我控制等症状。记忆力减退也较常见。

(五)泌尿生殖道症状

泌尿生殖道萎缩症状,外阴瘙痒,阴道干燥疼痛,性交困难,反复阴道或尿路感染等。

(六)代谢异常和心血管疾病

血压升高或血压波动,心悸,体重明显增加,糖脂代谢异常增加,冠心病发生率及心肌梗死死亡率随年龄而增加。

(七)骨质疏松

绝经后 9～13 年约 1/4 妇女有骨质疏松。

三、诊断要点

(一)病史

月经改变、血管舒缩症状、精神神经症状、泌尿生殖道等症状,月经史,绝经年龄,是否切除子宫或卵巢。

(二)体格检查

全身及妇科检查,除外生殖道器质性病变。

(三)辅助检查

(1)激素测定:测量 FSH、LH、E_2,了解卵巢功能状态。FSH>40 U/L 且 E_2<20 pg/mL,提示卵巢功能衰竭。

(2)B 超检查:了解子宫内膜厚度,排除子宫、卵巢肿瘤。

(3)分段诊断性刮宫及子宫内膜病理学检查,了解内膜病变。有条件可行宫腔镜检查。

(四)骨密度测定

可了解骨质疏松情况。

四、诊治流程

(一)初步评估

判断有无激素补充的适应证、禁忌证和慎用情况。

(1)病史询问:包括症状、一般病史、妇科病史、家族史(尤其是乳腺癌及子宫内膜癌等恶性肿瘤史)、性生活史及绝经相关疾病的高危因素。

(2)身体检查:身高、体质量、腰围、血压、乳腺及妇科检查。

(3)实验室检查:血常规、空腹血糖、血脂、肝功能、肾功能、子宫颈细胞学检查。

(4)辅助检查:盆腔 B 超了解子宫内膜厚度及子宫、卵巢有无病变;乳腺 B 超或钼靶检查,了解乳腺情况;可行骨密度测定。

(二)激素替代治疗

根据不同情况选择相应的方案。

(1)单纯孕激素替代治疗:适用于月经过渡期,调整卵巢功能衰退过程中出现的月经问题。醋酸甲羟孕酮 4～6 mg/d,或地屈孕酮 10～20 mg/d,或微粒化黄体酮 200 mg/d。每月用 10～14 天。

(2)雌、孕激素周期用药:适用于有完整子宫、围绝经期或绝经后仍希望有月经样出血的妇女。采用在雌激素的基础上,每月加用孕激素 10～14 天。戊酸雌二醇 1～2 mg/d,或结合雌激素 0.3～0.625 mg/d＋孕激素 10～14 天(后半期),或戊酸雌二醇/雌二醇环丙孕酮,或雌二醇/雌二醇地屈孕酮。

(3)雌、孕激素连续联合用药:适用于有完整子宫、绝经后期不希望有月经样出血的妇女。该法每天均联合应用雌、孕激素,一般为连续性给药。戊酸雌二醇 0.5～1.5 mg/d 或结合雌激素 0.3～0.45 mg/d＋孕激素(醋酸甲羟孕酮 1～3 mg/d,或地屈孕酮 5 mg/d,或微粒化黄体酮 100 mg/d)。

(4)连续应用替勃龙:适用于绝经后不希望来月经的妇女。推荐 1.25～2.50 mg/d。

(5)单纯雌激素替代治疗:适用于已切除子宫的妇女。戊酸雌二醇 0.5～2 mg/d,或结合雌激素 0.3～0.625 mg/d,连续应用。

(6)阴道雌激素的应用:适用于阴道干燥疼痛,性交困难,反复阴道或尿路感染的患者,局部用药能明显改善泌尿生殖道萎缩的相关症状。结合雌激素、雌三醇或普罗雌烯乳膏,阴道用药,每天 1 次,连续使用 2 周,症状缓解后改为每周用药 2～3 次。

五、注意事项

(1)激素替代治疗的首要适应证为绝经及相关症状(如血管舒缩症状、泌尿生殖道萎缩症状、神经精神症状等),也是预防绝经后骨质疏松的有效方法。

(2)激素替代治疗的禁忌证:①已知或可疑妊娠,原因不明的阴道流血。②已知或可疑患有乳腺癌,与性激素相关的恶性肿瘤或脑膜瘤(禁用孕激素)等。③最近 6 个月内患有活动性静脉或动脉血栓栓塞性疾病、严重肝肾功能障碍、卟啉症、耳硬化症、系统性红斑狼疮。

(3)激素替代治疗慎用情况:子宫肌瘤、子宫内膜异位症、子宫内膜增生、高催乳素血症、尚未控制的糖尿病及严重的高血压、血栓形成倾向、胆囊疾病、癫痫、偏头痛、哮喘、乳腺良性疾病、乳腺癌家族史者。

(4)健康指导:包括规律运动与运动建议,保持正常的体重指数,健康饮食,适量补充钙和维生素 D,戒烟,控制饮酒,增加社交和脑力活动等。

(5)围绝经期和绝经早期是激素替代治疗应用的重要"窗口期"。年龄≥60 岁者,原则上不推荐激素替代治疗。

(6)强调对于卵巢早衰和人工绝经的患者,如无禁忌证应给予激素替代治疗,至少应用至正常自然绝经年龄。

(7)激素替代治疗强调个体化治疗,应在综合评估治疗目的和风险的前提下,采用最低有效剂量。

(8)必须定期随诊激素替代治疗患者,及时处理不良反应,定期对患者做必要的再评估。

第九章 胎儿相关疾病

第一节 胎儿先天异常

一、概述

胎儿先天异常是指胎儿在子宫内发生的结构异常。常见的胎儿异常包括无脑儿、脑积水、开放性脊柱裂、先天性心脏病、唇腭裂、腹裂、脐膨出等。产前诊断排除胎儿染色体问题是继续治疗的前提。

二、常见类型

(一)无脑儿

无脑儿是前神经孔闭合失败所致。胎儿外观表现为颅骨缺失、双眼暴突、颈短。常伴肾上腺发育不良及羊水过多。B超检查：颅骨不显像，眼球突出呈"蛙样"面容。孕妇血甲胎蛋白升高，尿雌激素/肌酐及雌三醇比值偏低。无脑儿一经确诊，应尽早引产。

(二)脊柱裂

脊柱裂为部分脊椎管未完全闭合。根据病变部位有无明显体征，把脊柱裂分为隐性脊柱裂及显性脊柱裂。显性脊柱裂包括脊膜膨出、脊髓脊膜膨出及脊髓膨出。超声是诊断脊柱裂的重要手段，妊娠18～20周是发现的最佳时机。孕中期测孕妇血清中甲胎蛋白升高。严重的脊柱裂在有生命体征之前诊断应终止妊娠。也可在妊娠中期24周左右行开放性或胎儿镜下的胎儿脊柱裂修补手术，能够部分改善新生儿的预后。

(三)脑积水

脑积水是指大脑导水管不通，致脑脊液回流受阻，大量蓄积于脑室内外，脑室系统扩张和压力升高,进一步导致颅腔体积增大、颅缝变宽、囟门增大,并常压迫正常脑组织。超声检查有助于诊断,超声提示侧脑室≥1 cm 称侧脑室增宽。必要时应产前诊断排除染色体异常及行胎儿磁共振检查明确中枢神经系统畸形和鉴别脑出血和积水。若超声提示侧脑室<1 cm,属于正常生理范围;若超声提示侧脑室>1 cm 且<1.5 cm,需动态观察并监测侧脑室变化;若超声提示侧脑室≥1.5 cm,有胎儿染色体异常可能,需行产前诊断,可建议引产,也可考虑行产时胎儿或新生儿脑积水引流术。

(四)先天性心脏病

先天性心脏病是常见的一种胎儿畸形,主要包括法洛四联症、大血管错位、室间隔缺损、房间隔缺损和单心房、单心室等。超声检查是孕期筛查先天性心脏病的重要手段。诊断后建议到心脏外科进行咨询,若出生后可以进行治疗,则继续妊娠,必要时分娩后请儿科医师进行进一步治疗。严重复杂的先天性心脏病如单心房、单心室,在具备存活能力之前诊断者,建议终止妊娠。

(五)唇腭裂

唇腭裂发生是由于胚胎早期胎儿口腔的唇部和腭部的中胚叶组织发育受阻所致。超声检查是孕期筛查唇腭裂的重要手段。必要时可以转诊至有条件的医院进行磁共振检查,了解唇腭裂具体缺损的程度,以利于出生后矫正的正确评估。诊断后建议到颌面外科进行咨询,若出生后可以进行治疗,则继续妊娠,出生后进行正畸修复治疗。

(六)腹裂

腹裂是一侧前腹壁全层缺损所致。产前 B 超检查中可见胎儿腹腔空虚,胃、肠等内脏器官漂浮在羊水中,表面无膜覆盖。确诊后可行产时胎儿手术或产房外科手术,总体预后较好。

(七)脐膨出

脐膨出为腹壁缺损,腹腔内容物突入脐带内,表面覆以腹膜和羊膜。产前 B 超检查中可见胎儿脐根部皮肤连续性中断,可见一向外突出的包块,其内容物可有肠管等。此疾病有胎儿染色体异常可能,需尽早行产前诊断,若无染色体异常,可行产时胎儿手术或产房外科手术,预后较好。

三、诊断要点

(一)影像学检查

(1)超声检查:医院针对胎儿严重的致死性畸形需进行筛查。

(2)磁共振检查:转入有诊断能力的医院进一步检查。

(二)遗传学检查

(1)筛查方法:目前的早期筛查染色体异常的方法有早期胎儿颈项透明层测定联合血清学筛查和外周血无创性产前筛查。

(2)确诊方法:妊娠期诊断需要通过绒毛穿刺、羊水穿刺、脐血穿刺等方法进行细胞学、分子学、基因学检测进行诊断。

四、处理

(一)致死性畸形的处理

《产前诊断技术管理条例》规定六种致死性畸形:无脑儿、严重的脑膨出、严重的开放性脊柱裂、严重的胸及腹壁缺损内脏外翻、单腔心、致死性软骨发育不全。一经确诊,可于医院尽早引产。

(二)非致死性畸形的处理

需转入有胎儿治疗能力的医院进行细胞学、分子学、基因学检测以进行遗传学诊断。若染色体正常,根据胎儿病情严重程度可选择宫内、产时或出生后治疗。若染色体异常,应尽早引产。

五、注意事项

(1)基层医院一旦发现胎儿异常无法明确诊断时,需尽快转入母胎治疗水平较高医院进行进一步确诊。

(2)有不良孕产史及高龄妊娠患者,应转入母胎治疗水平较高医院进行产前诊断及遗传咨询。

(3)于基层医院引产的胚胎组织可送至有遗传诊断能力的医院进行遗传学检查,以指导下次妊娠。

第二节 胎儿生长受限

一、概述

胎儿生长受限（fetal growth restriction，FGR）是指无法达到其应有生长潜力或生长速率缓慢的小于胎龄儿。小于胎龄儿是指出生体重低于同胎龄应有体重第 10 百分位数以下或低于其平均体重 2 个标准差的新生儿。

二、临床表现

(一)临床分型

(1)内因性匀称型 FGR：因胎儿在体重、头围和身长三方面生长均受限，故称匀称型。新生儿特点是头围与腹围均小于该孕龄正常值，常伴有脑神经发育障碍和小儿智力障碍。胎儿畸形发生率和围生儿死亡率高，预后不良。

(2)外因性非匀称型 FGR：妊娠早期胚胎发育正常，高危因素主要作用于妊娠中晚期。新生儿特点为发育不匀称，头大，体重低，营养不良，胎儿常有宫内慢性缺氧及代谢障碍，胎盘功能下降，使胎儿在分娩期对缺氧的耐受力下降，易导致新生儿脑神经受损和低血糖。

(3)外因性匀称型 FGR：为上述两型的混合型。高危因素作用于整个妊娠期，常见为缺乏重要生长因素。新生儿特点是体重、身长、头围均较小，有营养不良表现。各器官体积均小，尤以肝、脾为著，常有生长及智力障碍。

(二)辅助检查

(1)B 超检查：能明确胎儿大小，排除畸形，进行胎儿血流及子宫动脉血流检查。

(2)磁共振检查：必要时可行胎儿磁共振检查，以评估胎儿脑发育情况。

(3)染色体检查：通过羊水穿刺或脐血穿刺等方法进行染色体疾病诊断，排除胎儿染色体异常的可能。

三、诊断要点

密切监护胎儿生长发育情况是提高 FGR 诊断率及准确率的关键。因此，孕妇应在妊娠早期通过超声检查准确的判断胎龄。

(一)病史

有 FGR 的高危因素,孕妇体重、宫高、腹围增长慢等情况,应核对早期超声,准确评估胎龄。

(二)体征

通过测量孕妇体重、宫高、腹围的变化,推测胎儿大小,初步筛查 FGR。

(1)测量子宫底高度、腹围值:连续 3 周测量均在第 10 百分位数以下者,为筛选 FGR 指标,预测准确率达 85% 以上。

(2)计算胎儿发育指数:胎儿发育指数＝子宫长度(cm)－3×(月份＋1),指数在－3 和＋3 之间为正常,＜－3 提示可能为 FGR。

(3)测量妊娠晚期孕妇体重:正常应为每周增加体重 0.5 kg。若体重增长停滞或增长缓慢,可能为 FGR。

(三)辅助检查

1.B 超检查

超声检查评估胎儿体重小于第 10 百分位数和胎儿腹围小于第 5 百分位数,是目前较为认可的诊断 FGR 的指标。采用上述两个指标评估胎儿大小,并且至少间隔 3 周复查 1 次,可有效降低 FGR 诊断的假阳性率。对有高危因素的孕妇,要从妊娠早期开始动态超声监测,包括系统超声检查(筛查胎儿畸形)、胎盘形态、羊水量、脐动脉血流阻力、胎儿生长发育指标等。

(1)胎儿头围与腹围比值:比值小于正常同孕周平均值的第 10 百分位数。

(2)测量胎儿双顶径:每周动态测量并观察其变化。具体监测指标:每周增长＜2.0 mm,或每 3 周增长＜4.0 mm,或每 4 周增长＜6.0 mm,或妊娠晚期双顶径每周增长＜1.7 mm。

2.彩色多普勒超声检查

特点是舒张末期血流缺失或反流。此外,测量子宫动脉的血流可以预测 FGR,尤其以子宫动脉血流动力学指标及切迹的意义更大。

3.实验室检查

如病原体检查、抗心磷脂抗体寻找致病原因,严重 FGR 要行胎儿染色体检查及遗传代谢性疾病的筛查。

胎儿电子监护和基于胎龄的生物物理评分也可以反映胎儿健康状况,但需注意无应激试验不应该作为 FGR 患者监测胎儿的唯一手段。

四、治疗

FGR 的治疗原则是积极寻找病因,针对病因进行治疗。若病因不明确,则进行对照补充营养、改善胎盘循环治疗,加强胎儿监测,适时终止妊娠。

(一)妊娠期治疗

常见的补充营养、改善胎盘循环的方法有卧床休息、静脉营养等,但治疗效果欠佳。对于足月的生长受限,目前没有特殊的治疗来改善这种状况。

(1)一般治疗:建议孕妇左侧卧位,增加母体心排血量的同时,可能会增加胎盘血流量。

(2)静脉营养:静脉给予 10% 葡萄糖液 500 mL 加维生素 C 或能量合剂及氨基酸 500 mL,7~10 天为 1 个疗程。亦可口服氨基酸、铁剂、维生素类及微量元素。

(3)药物治疗:低分子肝素、阿司匹林用于抗磷脂抗体综合征的治疗,对 FGR 有效。丹参能促进细胞代谢,改善微循环,降低毛细血管通透性,有利于维持胎盘功能。硫酸镁能恢复胎盘正常的血流灌注。β-肾上腺素激动药能舒张血管,松弛子宫,改善子宫胎盘血流。

(4)胎儿宫内安危的监测:计数胎动、听胎心、胎盘功能监测、无应激试验、胎儿生物物理评分,以及胎儿血流监测如脐动脉彩色多普勒、大脑中动脉血流和静脉导管血流等。多普勒血流监测可以为终止妊娠提供最佳时机。

(二)产科处理

关键在于决定分娩时间和选择分娩方式。根据胎心监护、生化检查结果,综合评估胎儿宫内状况,了解子宫颈成熟度来决定。

1.终止妊娠的时机

需综合考虑 FGR 的病因、监测指标异常情况、孕周和当地新生儿重症监护的技术水平。妊娠 34 周前终止妊娠者,需促胎肺成熟;基层医院必要时考虑宫内转运。FGR 的多普勒监测结果和其他产前监测结果均异常,考虑胎儿宫内严重缺氧,应及时终止妊娠。但对于 FGR 来说,单次多普勒结果异常并不足以决定是否分娩。FGR 在妊娠 32 周之前出现脐动脉舒张末期血流消失或反向运动,且合并静脉导管多普勒异常。当胎儿可以存活并完成促胎肺成熟治疗后,应建议终止妊娠,但必须慎重决定分娩方式。若 FGR 在妊娠 32 周前出现生长缓慢或停滞,需住院治疗,进行多普勒血流监测和其他产前监测;若生长发育停滞＞2 周,或产前监测出现明显异常(生物物理评分＜6 分、胎心监护频繁异常),可考虑终止妊娠。FGR 的胎儿监测无明显异常;仅出现脐动脉舒张末期反向血流,可行期待治疗至≥32周终止妊娠,仅出现脐动脉舒张末期血流消失可行期待治疗至≥34周终止妊娠;仅出现脐动脉最大峰值血流速度/舒张末期血流速度升高或经颅多普勒检查异常可行期待治疗至≥37周终止妊娠。期待治疗期间需加强胎心监护。

2.终止妊娠方式

(1)阴道分娩:FGR的孕妇自然临产后,应尽快入院,持续胎儿电子监护。FGR若脐动脉多普勒正常,或搏动指数异常但舒张末期血流存在,仍可以考虑引产,但可适当放宽剖宫产指征。若FGR足月,引产与否主要取决于分娩时的监测情况。

(2)剖宫产:若FGR已足月,剖宫产与否主要根据产科指征而定。单纯的FGR并不是剖宫产的绝对指征。若FGR伴有脐动脉舒张末期血流消失或反向流动,须剖宫产尽快终止妊娠。

3.产时处理

(1)产时监测:FGR通常是胎盘功能不良的结果,这种状况可能因临产而加剧。疑诊FGR的孕妇应按高危孕妇进行产时监测。

(2)新生儿复苏:最好由新生儿科医师完成。此类新生儿分娩时缺氧和胎粪吸入综合征的风险增加,应尽快熟练地清理呼吸道并进行通气。严重生长受限新生儿对低体温特别敏感,也可能发展为其他代谢异常,如低血糖、红细胞增多和血液黏稠,要及时处理。此外,低出生体重儿发生多动症及其他神经障碍的风险增加,并且出生体重越低,风险越高。

五、注意事项

(1)FGR需要与小于胎龄儿进行鉴别。

(2)超声动态监测生长指标及多普勒血流异常是诊断FGR的主要依据。

(3)由于FGR有胎儿染色体异常风险,建议进行产前诊断。

第三节 巨 大 胎 儿

一、概述

巨大胎儿是指胎儿体重达到或超过4 000 g。巨大胎儿易发生相对头盆不称、产程延长及肩难产,从而导致软产道损伤、产后出血、产后感染等。新生儿肩难产易发生臂丛神经损伤、缺血缺氧性脑病等。围生儿死亡率增加。

二、临床表现

(一)病史、临床症状和体征

(1)病史及临床表现:孕妇有糖尿病、过期妊娠或巨大胎儿分娩史。妊娠晚期体重迅速增加,呼吸困难,腹部胀满。

(2)腹部检查:宫高>35 cm,腹围大,触诊胎体大、先露高浮,多有跨耻征阳性,胎心位置偏高。

(二)辅助检查

B超检查测量胎儿双顶径、股骨长、腹围及头围等各项生物指标。双顶径>10 cm时,需进一步测量胎儿肩径及胸径,若肩径及胸径大于头径,发生肩难产的概率增加。

三、诊断要点

(一)病史采集

孕妇有糖尿病、过期妊娠或巨大胎儿分娩史。

(二)体格检查

(1)妊娠晚期体重迅速增加,呼吸困难,腹部胀满。

(2)宫高+腹围>140 cm。

(3)体重>4 000 g。

(4)触诊胎体大。

(5)先露高浮,多有跨耻征阳性。

(6)胎心位置偏高。

(三)辅助检查

B超检查可帮助确诊。

四、治疗

(一)妊娠期

(1)孕期体重增长过快时,适当限制母亲体重增加,给予临床营养指导。

(2)有糖尿病者,应积极控制血糖至理想范围内。

(3)孕妇平均体重增长以12.5 kg为宜,根据孕前BMI因人而异(表9-1),

BMI＝体重 kg÷[(身高(m)×身高(m))]。

表 9-1　孕前体质指数与孕期增重范围

BMI	孕期增重(kg)	每周增重(kg)
低(<18.5)	12.5～18	0.51
正常(18.5～24.9)	11.5～16	0.42
高(25.0～29.0)	7.5～11.5	0.28
肥胖(≥30.0)	5.0～9.0	0.22

(二)分娩期

尽可能准确估计胎儿体重,选择合适的分娩方式。正常女性骨盆、糖尿病孕妇估计胎儿体重≥4 000 g,或有头盆不称时应行剖宫产。无相对头盆不称者、估计胎儿体重≥4 000 g 而无糖尿病者,可经阴道试产,但需放宽剖宫产指征。当胎头达坐骨棘下 3 cm、宫口已开全时,可在较大的会阴侧切下产钳助产。应正确使用产钳助产。发生肩难产时,按照肩难产的处理方法协助胎肩娩出,产后常规软产道检查,预防产后出血及感染。

(三)新生儿处理

做好新生儿复苏工作,预防新生儿低血糖。

五、注意事项

(1)目前尚无准确估计胎儿大小的方法,超声估计巨大胎儿的准确性不确定,巨大胎儿只有在出生后才能确诊。但是当 B 超提示胎儿腹围≥36 cm,或双顶径≥9.8 cm,股骨长>7.8 cm,或查体提示宫高＋腹围≥140 cm 时,应高度疑诊巨大胎儿。

(2)体重指数偏大的人群,孕前应积极将体重调整至正常范围内,孕期需控制体重。

第四节　死　　胎

一、概述

妊娠 20 周后胎儿在子宫内的死亡称为死胎。死胎也包括胎儿在分娩过程中死亡的死产。

二、临床表现

（一）症状体征

孕妇自觉胎动消失，子宫不再继续增大，腹部检查显示子宫小于相应孕周，未闻及胎心。

（二）辅助检查

B超检查显示胎心搏动消失。若胎儿死亡已久，可见颅骨重叠、颅板塌陷等。

三、诊断要点

（1）病史采集：孕妇自觉胎动消失，子宫不再继续增大。
（2）体格检查：腹部检查显示子宫小于相应孕周且未闻及胎心。
（3）辅助检查：B超检查显示胎心搏动消失。

四、治疗

死胎一经确诊应尽早引产并尽力寻找病因。建议做尸体解剖及胎盘、脐带、胎膜病理检查，以及染色体检查，做好产后咨询。

常用的经阴道引产方式，包括羊膜腔内注射依沙吖啶引产、米非司酮加米索前列醇引产、缩宫素静脉滴注引产和水囊引产等。引产方法应综合判定，原则是尽量经阴道分娩，特殊情况下可行剖宫取胎术。

胎儿死亡4周尚未排出者，应做凝血功能检查。发生凝血功能障碍者，应当在按照弥散性血管内凝血（disseminated intravascular coagulation，DIC）处理原则积极处理的同时，选择适当时机引产。并积极预防产后出血和感染。

第五节　胎 儿 窘 迫

一、概述

胎儿窘迫是指胎儿在子宫内急性或慢性缺氧危及其健康和生命的综合症状。分为急性胎儿窘迫和慢性胎儿窘迫。

二、临床表现

(一)急性胎儿窘迫

主要发生于分娩期,多因脐带因素(如脱垂、绕颈、打结等)、胎盘早剥、宫缩过强且持续时间过长,以及产妇处于低血压、休克等而引起。

(1)产时胎心率异常。

(2)羊水胎粪污染:出现羊水胎粪污染时,如胎心监护正常,不需要进行特殊处理;如出现胎心监护异常,存在宫内缺氧情况,会引起胎粪吸入综合征,造成胎儿不良结果。

(3)胎动:缺氧初期先表现为胎动过频,继而转弱及次数减少,进而消失。

(4)酸中毒:现多采用出生后抽取新生儿脐动脉血进行血气分析来帮助诊断是否有代谢性酸中毒(pH<7.15)。

(二)慢性胎儿窘迫

主要发生在妊娠晚期,常延续至临产并加重。多因妊娠期高血压疾病、慢性肾小球肾炎、糖尿病等所致。

(1)胎动减少或消失:胎动减少为胎儿缺氧的重要表现,应予以警惕。临床上胎动消失24小时后,胎心消失,故应注意,以免贻误抢救时机。胎动过频则往往是胎动消失的前驱症状,也应予以重视。

(2)产前胎心电子监护异常:胎心率异常提示有胎儿缺氧的可能。

(3)胎儿生物物理评分:≤4分提示胎儿窘迫,6分为胎儿可疑缺氧。

(4)脐动脉多普勒血流异常:脐血流值升高、舒张末期血流缺失或倒置。

三、治疗

(一)急性胎儿窘迫

应立即采取措施,改善胎儿缺氧状态。

(1)一般处理:左侧卧位,吸氧,纠正脱水、酸中毒、低血压及电解质紊乱。对于可疑急性胎儿窘迫者,行连续胎心监护。

(2)病因治疗:停用催产素,若为不协调子宫收缩过强,或因缩宫素使用不当引起宫缩过频、过强,应给予单次静脉或皮下注射特布他林,也可给予硫酸镁或其他β受体激动剂抑制宫缩。阴道检查可除外脐带脱垂并评估产程进展。

(3)尽快终止妊娠:如无法即刻阴道分娩,且有进行性胎儿缺氧和酸中毒的证据,一般干预后无法纠正者,均应尽快手术终止妊娠。宫口未开全或估计短时间内无法阴道分娩,应立即剖宫产。若宫口开全,双顶径已达到坐骨棘平面以下,应尽快阴道助产分娩。

(二)慢性胎儿窘迫

应针对病因,根据孕周、胎儿成熟度及胎儿缺氧程度处理。

(1)一般处理:胎动减少者,应进行全面检查以评估母儿状况,包括无应激试验和胎儿生物物理评分。左侧卧位,定时吸氧,每天 2～3 次,每次 30 分钟。积极治疗妊娠合并症及并发症。加强胎儿监护,注意胎动变化。

(2)期待治疗:孕周小,估计胎儿娩出后存活的可能性小,应尽量保守治疗以延长胎龄,同时促胎肺成熟,争取胎儿成熟后终止妊娠。

(3)终止妊娠:妊娠近足月或胎儿已成熟,胎动减少,胎盘功能进行性减退,胎心监护出现胎心基线异常伴基线波动异常,催产素激惹试验提示出现频繁晚期减速或重度变异减速,胎儿生物物理评分<4 分,均应剖宫产终止妊娠。

四、注意事项

(一)及时转诊

基层医院遇到慢性胎儿窘迫,特别是远离足月的慢性胎儿窘迫,应根据孕周,首先评估是否要转诊至新生儿重症监护水平较高的医院。

(二)充分沟通

对于孕周小,考虑分娩后无法存活的胎儿窘迫,同时孕妇及家人要求期待治疗时,不能保证新生儿存活及远期预后,要充分、反复告知保胎过程中的诸多风险并签字,同时联系转院到新生儿重症监护水平较高的医院。

第十章 多胎妊娠

第一节 双胎和多胎妊娠

一、概述

一次妊娠子宫腔内同时有两个或两个以上胎儿,称为多胎妊娠。多胎妊娠自然的发生率为 $1:89(n-1)$(n 代表一次妊娠的胎儿数)。多胎妊娠属于高危妊娠范畴,其中以双胎妊娠最多见。本节主要讨论双胎妊娠。

二、分类

双胎的分类包括卵性诊断及膜性诊断(详见表 10-1)。其中,膜性诊断对孕期处理至关重要。应强调在早孕期通过超声确定双胎的膜性诊断。

(一)双卵双胎

由两个卵子分别受精形成两个受精卵,约占双胎妊娠的 75%。两个胎儿各有其遗传基因,两个受精卵分别着床,形成自己独立的胎盘及胎膜,两胎儿之间有两层绒毛膜及两层羊膜;有时两个胎盘可以紧邻融合在一起,但胎盘血循环互不相通。

(二)单卵双胎

由一个受精卵分裂而成的两个胎儿,约占双胎妊娠的 25%。由于两胎儿基因相同,其性别、血型、容貌等均相同。单卵双胎由于受精卵分裂的时间不同有如下四种形式。

(1)双绒毛膜双羊膜囊:受精卵分裂发生在受精后 72 小时内(桑葚胚期),占单卵双胎的 18%～36%。

(2)单绒毛膜双羊膜囊:在受精后 3～8 天内(囊胚期)发生分裂,在单卵双胎中约占 70%。它们共同拥有一个胎盘及绒毛膜,其中隔有两层羊膜。

(3)单绒毛膜单羊膜囊:分裂发生在受精后 8~13 天,羊膜腔形成后。两个胎儿共存于同一个羊膜腔内,之间无分隔,由于常常合并脐带缠绕打结,围生儿死亡率高。占单卵双胎的 1%~2%。

(4)联体双胎:分裂发生在受精后的 13 天以后,可导致不同程度、不同形式的联体双胎,预后不良,是单绒毛膜单羊膜囊双胎的一种特殊形式。

表 10-1 双胎妊娠的分类

卵性诊断	膜性诊断
双卵双胎	双绒毛膜双羊膜囊
	单绒毛膜双羊膜囊
单卵双胎	单绒毛膜单羊膜囊
	联体双胎

三、临床表现

(一)病史

(1)自然受孕双胎妊娠多有家族史。

(2)部分患者应用促排卵药物或体外受精胚胎移植。

(二)症状

(1)早孕反应往往较重,持续时间较长。

(2)中孕期后可以感觉两个或者多个胎儿胎动。

(3)妊娠晚期横膈升高,可出现呼吸困难、胃部饱满、下肢静脉曲张和水肿等压迫症状。

(4)双胎孕妇往往较早出现营养性贫血,有头晕、乏力、心悸等症状。

(5)双胎妊娠易并发妊娠期高血压疾病、羊水过多、胎儿畸形、前置胎盘、胎盘早剥、产后出血、早产、流产、胎儿生长受限、胎死宫内及胎位异常等。

(三)体征

(1)查体子宫大于停经孕周。

(2)在妊娠中、晚期可于腹部触及多个肢体及两个或多个胎头。

(3)双胎妊娠的胎位多为纵产式,以头-头位或头-臀位多见。

(4)可在两个部位闻及两个胎心率,且两个心率相差 10 次/分或以上。

(四)辅助检查

B超检查是主要的确诊手段。在妊娠早期可以见到两个胎囊。妊娠中晚期依据胎儿颅骨及脊柱等声像图,B超诊断符合率可达100%。

四、诊断要点

妊娠早期超声判断双胎绒毛膜性非常重要。

(1)停经6~9周根据孕囊及胎芽个数判断。

(2)停经10~14周,根据羊膜隔与胎盘交界处膜的特征判断绒毛膜性,再根据两胎儿之间是否有胎膜分隔判断羊膜性。

(3)中孕期判断膜性准确率下降,如性别不同的双胎可明确为双绒毛膜双羊膜囊。

五、治疗

(一)妊娠期

(1)定期产前检查,一旦确诊双胎妊娠,应进行高危妊娠保健和管理。

(2)加强营养,孕期注意补充蛋白质、铁剂、维生素、叶酸、钙剂等。适当休息,避免劳累。

(3)双绒毛膜双胎的超声监测同单胎妊娠,单绒毛膜双胎患者建议自16周起至少每2周复查1次超声,以早期发现复杂性双胎并转诊至胎儿医学中心以进一步诊治。

(二)终止妊娠的指征

(1)双绒毛膜双羊膜囊双胎已达38周尚未临产、单绒毛膜双羊膜囊双胎孕37周尚未临产者可酌情终止妊娠,单绒毛膜单羊膜囊双胎终止孕周详见第二节复杂性双胎妊娠内容。

(2)合并急性羊水过多时,引起压迫症状,如呼吸困难等严重不适症状。

(3)其他指征同单胎妊娠,如胎盘功能减退、胎儿宫内窘迫或母体严重并发症等。

(三)分娩方式选择

结合孕妇年龄、胎次、孕龄、胎先露、绒毛膜性及产科合并症/并发症等因素综合考虑,可适当放宽剖宫产指征。无合并症的单绒毛膜双羊膜囊双胎及双绒毛膜双羊膜囊双胎,在双胎均为头先露或第一胎儿为头位、第二胎儿为臀位时,可选择阴道试产。单绒毛膜单羊膜囊双胎因整个孕期包括围生期均可能因脐带缠绕而导致突发的胎死宫内,故建议行剖宫产终止妊娠。建议在二级以上医院分娩,做好输血、输液等抢救应急设备,熟练掌握新生儿复苏技术。

(四)产程中处理

(1)第一个胎儿分娩产程中的处理同单胎妊娠。

(2)若出现宫缩乏力,可以给予低浓度的缩宫素缓慢点滴,警惕宫缩过强。

(3)第一个胎儿娩出后,助手在腹部将第2个胎儿固定成纵产式并听胎心。

(4)若无阴道出血,胎心正常,可等待自然分娩,若等待10分钟仍无宫缩,可以给予人工破膜或给予低浓度缩宫素点滴加强宫缩。

(5)若发现脐带脱垂或可疑胎盘早剥,或胎心异常,立即用产钳或臀牵引,尽快娩出胎儿。

(6)注意防治产后出血,在第二个胎儿娩出后立即给予缩宫素,产后严密观察子宫收缩及阴道出血量,酌情使用前列腺素制剂促进子宫收缩,必要时抗生素预防感染。

(五)剖宫产指征

(1)异常胎先露,如第一个胎儿为肩先露、臀先露者。

(2)宫缩乏力导致产程延长,经处理效果不佳者。

(3)胎儿窘迫短时间不能经阴道分娩者。

(4)严重并发症需要立即终止妊娠者,如重度子痫前期、胎盘早剥或脐带脱垂者等。

(5)联体双胎,孕周较大,无法经阴道分娩者。

六、注意事项

(一)妊娠期并发症监测

(1)贫血:贫血是双胎妊娠孕妇最常见的并发症,较单胎孕妇出现早,程度重,部分孕妇在16～20周即出现中度贫血。

(2)妊娠期高血压疾病:双胎妊娠并发妊娠期高血压疾病高达40%,往往发生时间早,病情较严重,更容易出现胎盘早剥及孕妇心力衰竭等并发症。

(3)早产:既往早产史是双胎早产的独立危险因素。宫缩抑制剂的应用并不能预防早产,但可以争取促胎肺成熟及宫内转运的时机,糖皮质激素促胎肺成熟治疗方法同单胎妊娠。

(二)分娩期并发症预防

(1)合并羊水过多时,易发生胎膜早破及脐带脱垂。预防:胎膜破裂时脐带脱垂,立即侧卧或抬高臀部;如果人工破膜,采用小孔缓慢让羊水流出。

（2）易发生胎位异常,第一个胎儿娩出后,第二个胎儿活动范围大,容易转成横位。预防:第一胎儿娩出后,由助手扶住子宫,固定第二个胎儿胎方位。

（3）当第一个胎儿娩出后,宫腔容积突然缩小,胎盘附着面骤然减小,可能发生胎盘早剥。注意阴道流血情况,如果可疑胎盘早剥,迅速娩出第二个胎儿。

（4）第一个胎儿为臀位,第二个胎儿为头位分娩时,若第一个胎头尚未娩出,第二个胎头已降至骨盆腔内时,易发生两个胎头的颈部交锁而造成难产。尽可能早期发现,采用手术分娩。

因此,双胎孕妇计划阴道试产,无论何种胎方位,产科医师均需做好阴道助产及第二个胎儿剖宫产术的准备。

(三)转诊时机

双胎妊娠属于高危妊娠,如发生母体并发症或者胎儿并发症(即复杂性双胎),建议及时转诊至有经验的医疗机构进一步咨询和处理。

第二节　复杂性双胎妊娠

双胎妊娠围生儿死亡率较高,与早产、胎儿生长受限、胎儿畸形及脐带异常等因素有关。而单绒毛膜双胎妊娠具有发生特殊并发症的风险,如双胎输血综合征、双胎一胎死亡、双胎反向动脉灌注等围生儿结局不良,需要引起临床医师足够的重视。双胎之一畸形也属于复杂性双胎范畴,需根据其绒毛膜性个体化处理。

一、双胎输血综合征

(一)概述

双胎输血综合征是发生在单绒毛膜双羊膜囊中的一种严重并发症,其发生率在单绒毛膜双胎中为 15％,近年来有增高的趋势。其发病是由于 85％～100％的单绒毛膜双胎胎盘之间存在吻合血管,包括动脉-动脉吻合、静脉-静脉吻合及动脉-静脉吻合。胎盘深层的动脉-静脉吻合在某种机制的触发下压力失衡,血液从一个胎儿流向另一个胎儿,导致双胎输血综合征的发生。

（二）临床表现

（1）孕中期即腹胀明显，部分孕妇子宫增大明显，不能平卧。部分患者出现流产和早产。

（2）腹部查体显示子宫张力大，宫高、腹围明显大于同孕周患者。可伴有下肢水肿。

（3）超声提示一个胎儿羊水过多、心力衰竭，而另一个胎儿羊水过少。

（三）诊断要点

（1）膜性诊断明确，为单绒毛膜双胎妊娠。

（2）以双胎羊水过多-过少序列为基础，即一个胎儿出现羊水过多（孕 20 周前羊水最大深度＞8 cm，孕 20 周后羊水最大深度＞10 cm），同时另一个胎儿出现羊水过少（羊水最大深度＜2 cm）。

（3）严重程度评估以 Quintero 分期方法最为常用。

（四）处理

（1）单绒毛膜双羊膜囊双胎妊娠建议每 2 周复查超声以早期发现双胎输血综合征。

（2）双胎输血综合征Ⅰ期患者可酌情行期待治疗并密切监护，如腹胀明显可行羊水减量治疗。

（3）双胎输血综合征Ⅱ期及以上的患者可选用胎儿镜激光治疗，也是治疗双胎输血综合征的较好手段。治疗的最佳孕周为孕 16～26 周。

（4）双胎输血综合征部分患者也可以选择减胎术，但不能采用传统的氯化钾注射法，应选择胎儿镜手术或射频消融减胎术。

二、双胎生长不一致和选择性胎儿生长受限

（一）概述

双胎体重差异超过 25％称为双胎生长不一致。如果同时伴有一个胎儿的体重过低（低于第 10 百分位数）称为双胎之一宫内生长受限，可以发生在双绒毛膜双胎，但更多地发生在单绒毛双胎，后者称为选择性宫内生长受限。

（二）临床特点

（1）双绒毛膜双胎妊娠，由于两胎儿之间无交通血管吻合，如仅有生长不一致而无其他异常，孕期一般无特殊处理。

（2）选择性宫内生长受限主要的特点是两胎儿之间体重相差＞25％，且相对

较小胎儿的体重低于相应孕周胎儿体重的第 10 百分位数,可以伴或不伴有羊水量的减少。

(3)选择性宫内生长受限的相对较小胎儿往往由于胎盘血供的不足,出现脐动脉的异常改变、脑保护效应的发生,导致胎死宫内。由于单绒毛膜双胎间胎盘的血管吻合,一胎胎死宫内后,另外一个胎儿也容易发生死亡和脑损伤等不良情况。

(三)诊断要点

诊断选择性宫内生长受限的主要依据是胎儿的大小差异和相对较小胎儿的脐带血流多普勒的改变。

Ⅰ型:相对较小胎儿脐动脉舒张末期血流频谱正常。

Ⅱ型:相对较小胎儿脐动脉舒张末期血流持续性的缺失或倒置。

Ⅲ型:相对较小胎儿脐动脉舒张末期血流间歇性的缺失或倒置。

(四)处理

(1)目前对于选择性宫内生长受限的治疗尚缺乏统一的标准,建议转诊至有经验的医疗机构治疗。

(2)脐血流异常者(选择性宫内生长受限Ⅱ型及Ⅲ型)的早产率、早期新生儿死亡率均较高。

(3)发病早而且胎儿体重差异大者,建议早期行减胎手术,有利于延长另一个胎儿的孕龄,避免因吻合支所导致的低血容量性的脑损伤、胎死宫内。也可应用胎儿镜下激光阻断胎盘间的血管吻合技术,手术后即使有胎儿胎死宫内,也不会危及相对较大胎儿的生存。

Ⅰ型选择性宫内生长受限多具有较好的妊娠结果,可在严密监护下行期待治疗,脐血流没有恶化者可行期待治疗至妊娠 35 周。对于Ⅱ型选择性宫内生长受限,应该充分告知胎儿的预后,根据病情的严重程度、患者及家属的意愿,以及医院是否具备宫内干预的条件,制订个体化的治疗方案。目前,常用的宫内治疗方案为选择性减胎术。大多数Ⅲ型选择性宫内生长受限胎儿的健康情况在孕 34 周之前可保持稳定,但有胎儿突然死亡存活胎儿脑损伤的风险。当患者及家属要求进行期待治疗时,随访频率与Ⅱ型选择性宫内生长受限一致。建议不超过孕 34 周分娩。

三、双胎反向动脉灌注序列征

(一)概述

双胎反向动脉灌注序列征发生率占单绒毛膜囊双胎的1%,又称为双胎之一无心畸胎,少数无心胎块有残留的半心结构,其血液供应完全依赖于另一个胎儿为之泵入,如"寄生胎"。供血胎儿负荷增加,最终致心力衰竭和胎死宫内,也可能发生羊水过多、早产,其围生儿死亡率为50%~75%。

(二)临床表现

部分患者出现羊水过多,导致早产。分娩时巨大的胎块可能阻塞产道。

(三)诊断要点

1.膜性诊断

双胎反向动脉灌注仅出现于单绒毛膜双胎,单绒毛膜双羊膜囊或单绒毛膜单羊膜囊均可出现。

2.彩色多普勒超声检查

一个胎儿形态、结构发育相对正常,另一个胎儿为无心畸胎、单脐动脉,彩色多普勒超声可测及脐动脉为入胎血流,脐静脉为出胎血流。

3.无心畸胎可合并其他严重畸形

无心畸胎可合并其他严重畸形,包括无头或头部发育严重畸形、无上肢、无躯干,或仅表现为一个不定型软组织包块。

4.可有充血性心力衰竭的表现

正常胎儿若发生充血性心力衰竭,可表现为水肿、心脏扩大、胸腔积液、腹水等。

5.无心畸胎双胎之一停育

对于无心畸胎的诊断,需鉴别双胎之一停育。随孕周的增加,无心畸胎可表现为不规则的胎块随孕周增大,而停育的胚胎则不会生长。多普勒血流频谱可作为鉴别的主要依据。

(四)处理

1.超声筛查

供血胎儿畸形的发生率为10%,因此需要进行严格的超声筛查,必要时行产前诊断。

2.连续的超声监测

需要对供血胎儿的心脏功能进行连续的超声监测。

3.减胎治疗

以下情况需要进行无心畸胎的减胎治疗。

(1)无心畸胎的腹围与供血胎儿相等甚至大于供血胎儿。

(2)伴有羊水过多,羊水最大暗区垂直深度≥8 cm。

(3)供血胎儿出现严重的超声血流异常,包括脐动脉舒张期血液反流或者消失,脐静脉血流搏动或者静脉导管反向血流。

(4)供血胎儿水肿(胸腔积液、腹水等腔隙积水)。

(5)单绒毛膜单羊膜囊。

四、单绒毛膜单羊膜囊双胎

(一)概述

单绒毛膜单羊膜囊双胎约占单绒毛膜囊双胎的 1%,两胎儿共存于同一羊膜囊内,脐带附着点往往较邻近,由于先天畸形、脐带缠绕、早产等因素,其围生儿的死亡率高达 70%。

(二)临床表现

由于出现胎儿畸形及脐带缠绕的风险较正常的双胎妊娠明显增高,因此孕期羊水过多,突然胎死宫内的发生率较高。

(三)诊断要点

(1)孕 9～13 周超声检查,两胎儿间没有任何间隔,可以确诊为单绒毛膜单羊膜囊。

(2)如在妊娠早期仅一个卵黄囊,而后期发现为双胎,则需高度怀疑为单绒毛膜单羊膜囊。

(3)在妊娠 16～20 周,有以下情况可诊断为单羊膜囊双胎:双胎间没有任何膜性分隔,两胎儿共用一个胎盘,两胎儿性别相同,胎儿间有足够羊水环绕,胎儿运动无限制。

脐带缠绕的诊断:最早可在孕 10 周发现,超声多普勒血流可诊断脐带缠绕,表现为相互缠绕或呈结节的脐血管团,多普勒分析不同血管搏动的频率,对比双胎的胎心率不同,可进一步明确。孕 30 周时,脐带缠绕的风险为 30%～40%。

(四)处理

(1)单绒毛膜单羊膜囊双胎发生率较低,孕期需加强监测,每 2 周进行 1 次超声检查。

(2)脐带缠绕是单绒毛膜单羊膜囊最常见的并发症,孕期超声不一定能明确诊断。

(3)一般建议单羊膜囊双胎的孕妇在分娩前入院待产,行选择性剖宫产为宜。

(4)建议终止妊娠的孕周为 32～34 周,也可根据母胎情况适当延迟分娩孕周。

五、双胎之一胎死宫内

(一)概述

双胎之一胎死宫内指胎儿在妊娠 8 周后至 28 周之前发生死亡。双胎之一胎死宫内的发生率约为 0.5%,单卵双胎中的发生率为 3.7%。临床最显著的特点是体重的巨大差异。死亡原因往往与单绒毛膜及胎儿宫内发育不一致有关,部分死胎的脐带帆状附着。

(二)临床特点

(1)死亡胎儿的胎动消失,有的患者可伴随有腹痛、出血等,休息之后好转。

(2)双胎之一胎死宫内很少会导致母体凝血功能的改变,尤其是双绒毛膜双胎。单绒毛膜双胎之一死亡后母体发生凝血功能异常有个别案例报道,但无严重后果。

(3)如双胎之一死亡发生于中晚孕期,坏死物质可经母体代谢,需监测母体肝、肾功能。

(三)诊断要点

早孕期超声诊断为双胎妊娠而之后超声证实其中一胎死亡。在宫腔内正常胎儿的旁边、紧贴宫壁的一个角落处,有一扁平状的胎体轮廓,可显示梭形的高回声颅骨环、脊柱和长骨声像,但内脏模糊。

(四)处理

(1)发生一胎死亡后的处理,主要取决于胎儿死亡发生的时间及双胎的绒毛膜性。

(2)单绒毛膜双胎之一死亡后会导致另一个胎儿瞬间血液倒流,存活胎儿发生神经系统损伤的风险为 18%,需告知患者及家属不良预后可能,充分知情同意后决定是否终止妊娠。

(3)双绒毛膜双胎则仅有 1% 出现损伤,主要是由于双胎发育不一致或者先天畸形,存活胎儿受累的风险很小,一般不需特殊处理。

六、双胎之一畸形

(一)概述

双卵双胎妊娠中胎儿畸形的发生概率与单胎妊娠相似,而在单卵双胎中,胎儿畸形的发生率增加 2～3 倍。发现双胎之一畸形后需要根据绒毛膜性质、发现孕周、畸形类型及患者意愿等决定后续处理方式。

(二)临床特点

1.胎儿颈后透明层厚度检查

双胎之一畸形最常见的类型为心脏畸形、神经管缺陷、面部发育异常、胃肠道发育异常和腹壁裂等。妊娠早期行胎儿颈后透明层厚度检查时,可对一些严重的胎儿结构异常,如无脑儿、颈部水囊瘤及严重的心脏异常等进行早期产前诊断。

2.结构筛查

双胎妊娠容易因胎儿体位的关系影响结构筛查的质量,筛查较为困难。有条件的医疗机构可根据孕周分次进行包括胎儿心脏在内的结构筛查,如发现可疑异常,应及时转诊至区域性产前诊断中心进一步评估。

(三)处理

1.期待治疗

双绒毛膜双胎之一畸形一般可在产前诊断确认无染色体异常后行期待治疗,如患者不愿畸形胎儿出生,可酌情行氯化钾注射减胎术。

2.减胎术

单绒毛膜双胎因发生复杂性并发症的风险较高,如发现一胎畸形,在充分知情同意的基础上,可进行减胎术,可通过胎儿镜脐带结扎术、超声引导下双极电凝术、微波或射频消融等技术完成减胎,不能通过注射氯化钾的方法进行减胎。

(四)注意事项

(1)目前血清学筛查尚不能推广应用于双胎妊娠。颈后透明层厚度的监测、系统结构筛查是目前主要的筛查手段。

(2)高龄产妇、生育过异常胎儿病史的双胎妊娠孕妇应进行产前诊断,建议转诊至有能力进行宫内干预的胎儿医学中心进行有创性产前诊断。

第十一章 羊水、脐带及胎盘异常

第一节 羊 水 过 多

一、概述

妊娠期间羊水量超过 2 000 mL 称羊水过多。发生率为 0.5%～1%。羊水量在数天内急剧增多,称为急性羊水过多;羊水量在数周内缓慢增多,称为慢性羊水过多。约 1/3 羊水过多的病因不明,但多数羊水过多可能与胎儿畸形及妊娠合并症、并发症有关。

二、临床表现

(一)症状、体征

(1)急性羊水过多:较少见。多发生在妊娠 20～24 周。孕妇腹部胀痛、腰酸、行动不便,呼吸困难甚至发绀,不能平卧。检查见腹部高度膨隆、皮肤张力大、变薄,腹壁下静脉扩张或外阴部静脉曲张及水肿;子宫大于妊娠月份、张力大,胎位检查不清,胎心音遥远或听不清。

(2)慢性羊水过多:较多见。多发生在妊娠晚期。压迫症状轻微或无症状,孕妇仅感腹部增大较快。检查见子宫张力大、子宫大小超过停经月份,液体震颤感明显,胎位可查清或不清,胎心音较遥远或听不清。

(二)辅助检查

1.B 超检查

羊水指数(amniotic fluid index,AFI)≥25 cm;羊水最大暗区垂直深度≥8 cm。

2.羊水直接测量

破膜后及剖宫产时直接测量羊水,总羊水量＞2 000 mL,可诊断为羊水过多。

3.其他检查

(1)胎儿疾病检查:羊水及母血甲胎蛋白检查、胎儿遗传学检查,如染色体检查。

(2)母体疾病检查:糖耐量试验、夫妇血型及抗体效价检测等。

三、诊断要点

根据病史、体征及辅助检查作出诊断,并尽可能确定病因。

(一)诊断标准

B超检查是产前诊断羊水过多的重要方法。

(1)AFI:AFI≥25 cm 诊断羊水过多,其中 25～35 cm 为轻度羊水过多,36～45 cm 为中度羊水过多,＞45 cm 为重度羊水过多。

(2)羊水最大暗区垂直深度:≥8 cm 诊断羊水过多,其中羊水最大暗区垂直深度 8～11 cm 为轻度羊水过多,12～15 cm 为中度羊水过多,＞16 cm 为重度羊水过多。

(3)羊水直接测量:破膜后直接测量羊水,总羊水量＞2 000 mL 可诊断为羊水过多。

(二)病因

羊水过多多数与下列因素有关,但仍有 1/3 患者原因不明,称为特发性羊水过多。

1.胎儿疾病检查

(1)羊水或母血甲胎蛋白测定:开放性神经管缺陷、上消化道闭锁时,羊水中甲胎蛋白明显增高。若羊水甲胎蛋白含量超过同期正常妊娠平均值 3 个标准差以上,或母血甲胎蛋白值超过同期正常妊娠平均值 2 个标准差以上,提示胎儿有开放性神经管缺陷的可能。

(2)胎儿遗传学检查:羊水细胞培养或采集胎儿脐血培养做染色体核型分析,或应用荧光原位杂交技术了解染色体数目、结构异常。

(3)胎儿病毒感染:应用聚合酶链反应技术检测胎儿是否感染细小病毒 B19、梅毒、弓形虫、单纯疱疹病毒、风疹病毒、巨细胞病毒等。

(4)多胎妊娠:并发羊水过多是单胎妊娠的 10 倍,尤其是单卵双胎时一胎羊水过多应警惕双胎输血综合征、双胎反向动脉灌注序列征及双胎选择性生长不一致等。

(5)胎儿严重贫血:如夫妇携带地中海贫血基因应进行检测,特别是高发地区。

2.母体疾病检查

夫妇血型检查及抗体效价测定、糖耐量试验。

(1)孕妇血型检查:胎儿水肿者应检查夫妇 Rh 血型和 ABO 血型或一些罕见血型,排除母儿血型不合溶血引起的胎儿水肿。必要时检查地中海贫血。

(2)孕妇血糖检查:尤其慢性羊水过多者,应做糖耐量试验了解有无妊娠期糖尿病。对于早期检查正常,晚期发生羊水过多者,必要时再次做糖耐量试验。

四、治疗

(一)羊水过多的处理

主要取决于是否合并胎儿畸形及妊娠并发症,应遵循个体化原则。

1.胎儿畸形

确诊后酌情终止妊娠,建议阴道分娩。

2.正常胎儿

(1)孕周<34 周,胎肺不成熟:①寻找病因,动态监测羊水指数。②羊膜穿刺减压。③前列腺素合成酶抑制剂:临床应用少。④促肺成熟:地塞米松 6 mg,每 12 小时 1 次,共 4 次肌内注射或羊膜腔内注入地塞米松 10 mg,自觉症状严重、胎儿生后有存活能力,促胎肺成熟后 24～48 小时终止妊娠。

(2)孕周<34 周,胎肺已成熟:①自觉症状严重者,终止妊娠。②无明显自觉症状者,继续严密监测。

(二)母儿病情监测

(1)监测原发病发展情况。

(2)每周复查羊水指数及监测胎儿生长情况。

(3)监测胎动,重视有无胎动异常。

(4)行电子胎心监护,胎儿生物物理相评分。

(三)分娩期处理

(1)自然临产后,尽早高位人工破膜,缓慢使羊水流出,防止脐带脱垂和胎盘早剥。

（2）若破膜后宫缩乏力，可给予 0.5％缩宫素静脉滴注，增强宫缩，密切观察产程进展。

（3）胎儿娩出后应及时应用宫缩剂，预防产后出血。必要时可应用强宫缩剂，如前列腺素类制剂。

五、注意事项

（1）羊水过多与胎儿畸形、多胎妊娠、妊娠期糖尿病等因素有关，B超检查是诊断羊水过多的重要手段。

（2）治疗主要根据胎儿有无畸形及孕周、孕妇压迫症状的严重程度而定。

（3）对羊水过多合并正常胎儿且自觉症状严重的孕妇，可经腹羊膜腔穿刺适量放出羊水缓解压迫症状。

（4）医患沟通中强调寻找病因的重要性，针对病因进行治疗，特别是羊水过多合并胎儿畸形时；治疗过程中评估胎儿在宫内和出生时的风险，决定终止妊娠时机和方式。

第二节　羊　水　过　少

一、概述

妊娠晚期羊水量少于 300 mL 称为羊水过少。发生率为 0.4％～4％。主要与羊水产生减少或外漏增加有关。羊水过少是胎儿危险的重要信号，羊水过少者易发生胎儿窘迫、新生儿窒息。常见原因有胎儿畸形、胎盘功能减退、羊膜病变、孕妇脱水、血容量不足等。部分羊水过少原因不明。

二、临床表现

（一）症状与体征

临床表现多不典型，症状各异。

（1）症状：羊水过少伴胎盘功能减退者常有胎动减少，胎儿宫内生长受限者有子宫紧裹胎儿感。

（2）体征：腹部检查发现宫高、腹围较小，子宫敏感性高，轻微刺激易引发宫缩。临产后阵痛明显，且宫缩多不协调。阴道检查时发现前羊膜囊不明显，胎膜与胎儿先露部紧贴。人工破膜时发现羊水极少。

（二）辅助检查

（1）B超检查：AFI≤5 cm；羊水最大暗区垂直深度≤2 cm。

（2）羊水直接测量：阴道分娩破膜后及剖宫产时直接测量羊水量，总羊水量<300 mL，可诊断为羊水过少。

（3）其他检查：电子胎心监护，胎儿遗传学检测如染色体检查。

三、诊断要点

根据病史、体征及辅助检查作出诊断，并尽可能确定病因。

（一）诊断标准

B超检查是产前诊断羊水过少的主要方法。

（1）AFI：是指以脐横线与腹白线为标志，将腹部分为四个象限，各象限最大羊水暗区垂直径之和。AFI≤5 cm诊断羊水过少。

（2）羊水最大暗区垂直深度：羊水最大暗区垂直深度≤2 cm诊断羊水过少，羊水最大暗区垂直深度≤1 cm诊断严重羊水过少。

（3）羊水直接测量：破膜后直接测量羊水，总羊水量<300 mL，可诊断为羊水过少。

（二）病因

（1）胎儿疾病检查。①B超：及时发现胎儿生长受限，排除胎儿畸形。胎儿泌尿系统发育异常，如肾缺如、肾发育不全、输尿管或尿道梗阻等以致无尿或尿液不能排入羊膜腔引起羊水过少。胎肺发育不全也可引起羊水过少。②胎儿遗传学检查：羊水细胞培养或采集胎儿脐血培养做染色体核型分析，或应用荧光原位杂交技术了解染色体数目、结构异常。③电子胎心监护：无应激试验可呈无反应型。④胎盘功能检查：血/尿雌三醇、胎盘生乳素检测，但临床应用较少。电镜检查发现羊膜退行性病变与羊水过少关系密切。

（2）母体疾病检查。①胎膜早破；②妊娠期高血压疾病，胎盘功能减退；③孕妇脱水、血容量不足，服用某些药物如前列腺素合成酶抑制剂、血管紧张素转化酶抑制剂。

四、治疗

（一）根据是否合并胎儿畸形决定患者的下一步处理

处理应遵循个体化原则。

1.胎儿畸形

酌情终止妊娠,建议阴道分娩。

2.正常胎儿

(1)孕周<34 周,胎肺不成熟:①羊水指数 5～8 cm 的孕妇,超声动态监测病情变化,暂无特殊处理。②期待治疗:可能降低胎儿宫内受压综合征的发生风险,包括经腹羊膜腔输液和经子宫颈羊膜腔输液。但临床应用较少。③促肺成熟:地塞米松 6 mg,每 12 小时 1 次,共 4 次肌内注射。

(2)孕周≥34 周,胎肺已成熟:终止妊娠。

(二)母儿病情监测

(1)监测原发病发展情况。

(2)每周复查羊水指数及监测胎儿生长情况。

(3)监测胎动,重视有无胎动异常。

(4)行电子胎心监护,胎儿生物物理相评分。

(三)终止妊娠时机及方式:强调个体化原则。

(1)妊娠已足月、胎儿出生后可存活者,及时终止妊娠。

(2)妊娠足月合并严重胎盘功能不良、胎儿窘迫或破膜时羊水少且粪染严重者,估计短时间内不能经阴道分娩者,应行剖宫产术。

(3)胎儿贮备力尚好,子宫颈成熟者,可在密切监护下行缩宫素引产。产程中动态监测胎心变化,观察羊水性状。

五、注意事项

(1)孕妇宫高及腹围小于孕龄、胎动减少、胎动时伴有腹痛或腹部不适时应警惕羊水过少的可能。

(2)羊水过少与胎儿畸形及妊娠合并症或并发症所致胎盘功能减退等因素有关,是胎儿危险的重要信号。妊娠晚期羊水过少应警惕胎儿缺氧。

(3)B 超检查是产前诊断羊水过少的主要方法,且能较早地发现胎儿生长受限及有无胎儿畸形。

(4)医患沟通中告知患者羊水过少时围生儿发病率和死亡率明显增高。强调自我监测胎动、动态监测羊水指数的重要性。治疗过程中根据胎儿有无畸形、孕周及羊水量,评估胎儿在宫内和出生时风险,决定终止妊娠的时机和方式。

第三节 脐 带 异 常

一、脐带先露和脐带脱垂

(一)概述

胎膜未破时脐带位于胎先露部前方或一侧称为脐带先露,也称隐性脐带脱垂。胎膜破裂后,脐带脱出于子宫颈口外,降至阴道甚至外阴,称为脐带脱垂。脐带脱垂是导致围生儿死亡的重要原因,发生率为 0.1%～0.6%。导致脐带脱垂的主要原因是胎位不正、多次分娩、胎膜早破、羊水过多、产科干预等因素,脐带脱垂导致的胎儿不良结局包括早产、死产、新生儿窒息甚至新生儿死亡。

(二)临床表现

1.症状与体征

(1)症状:脐带脱垂时如果脐带受压不严重,临床上无明显异常;若脐带受压严重,可出现胎心率变快、变慢,胎儿循环受阻时间过长(超过 7 分钟)可导致胎死宫内。

(2)体征:阴道检查或肛门检查可在胎先露部旁侧或前方触及有搏动的条索状物。

2.辅助检查

B 超及彩色多普勒超声检查有助于明确诊断。在胎先露部旁侧或前方找到脐血流声像图可确诊。

(三)诊断要点

注意高危因素及临床表现,显性脐带脱垂阴道检查即可诊断,隐性者需借助超声检查。

1.诊断标准

(1)可疑脐带先露:胎膜未破时,胎动及宫缩后胎心突然变慢,通过改变体位、上推胎先露部及抬高臀部后迅速恢复。

(2)确诊脐带先露或脐带脱垂。①阴道检查:可在胎先露部旁侧或前方,以及阴道内触及脐带,或脐带脱出于外阴。②B 超检查:可在胎先露部旁侧或前方找到脐血流声像图。

2.病因

(1)胎头未衔接,如头盆不称、胎头入盆困难。

(2)胎位异常,如臀先露、肩先露、枕后位。

(3)胎儿过小或羊水过多。

(4)脐带过长、脐带附着异常或低置胎盘。

(四)治疗

1.脐带脱垂的产前评估

(1)胎产式异常的孕妇可在妊娠 37 周后入院,一旦出现分娩先兆或怀疑出现胎膜破裂时,应视为紧急情况紧急处理。臀先露的足月孕妇选择阴道试产时,可行超声检查排除脐带先露的存在。

(2)非头先露及出现未足月胎膜早破的孕妇,应住院防止脐带脱垂的发生。

2.人工破膜与脐带脱垂

胎先露未固定或先露位置较高时,应尽量避免人工破膜。如需人工破膜时,需要注意:①掌握人工破膜的指征。②破膜前尽可能通过阴道检查或超声排除脐带先露的存在,如发现脐带低于胎先露,则应避免人工破膜。③破膜应在预计宫缩即将开始时进行,破膜后宫缩可促使胎头下降,降低脐带脱垂的风险。④高位破膜时,应将手留置于阴道内等候 1~2 次宫缩,控制羊水流出速度的同时确定有无脐带脱垂。一旦发生脐带脱垂,可及时处理。⑤不能随意上推胎头。

3.脐带脱垂的处理

(1)妊娠 23~24^{+6} 周脐带脱垂的处理:告知孕妇可选择继续妊娠或终止妊娠,详细告知患者利弊后可进行期待治疗。

(2)孕妇未临产的处理:①不建议行脱垂脐带的还纳术,尽量减少对阴道外脱垂脐带的操作。②可用人工操作或者充盈膀胱等提高胎先露位置的方法预防脐带压迫。③保胎治疗时可采用膝胸位或侧卧位(同时保持头低臀高位)。

(3)已临产的处理。①宫口未开全:存在可疑性或病理性胎心率异常,应尽快剖宫产。②宫口开全:预计可以短时间阴道分娩者,尝试阴道分娩。呼叫、麻醉医师和新生儿医师共同参与抢救工作。

(五)注意事项

(1)脐带脱垂是一种严重威胁胎儿生命的并发症,应注重预防。

(2)胎位异常和胎膜早破是脐带脱垂的高危因素,应注意先露与脐带的关系,防止脐带脱垂发生。

（3）对已确诊脐带脱垂且胎儿有存活能力者，减轻脐带压迫的同时立即终止妊娠。

（4）医患沟通中强调脐带脱垂严重威胁胎儿生命，且产前超声检查不能预测其发生的可能性。对于存在脐带脱垂的危险因素者，应及时到上级医院就诊。

二、其他脐带异常

脐带是胎儿和母体进行气体和物质交换的唯一通道。若脐带发生异常，可使胎儿血供受限或受阻，危及胎儿。

（一）脐带过短

（1）脐带过短指脐带短于 30 cm。

（2）临床特点：临产后可能出现胎儿窘迫，甚至胎盘早剥；也可影响胎先露下降，引起产程尤其是第二产程延长。

（3）处理：临产后疑有脐带过短，应头低臀高位并吸氧，胎心仍无改善则尽快行剖宫产术。

（二）脐带过长

（1）脐带过长指脐带长度超过 100 cm。

（2）临床表现：易造成脐带缠绕、打结、脱垂及受压等，影响胎儿安危。

（三）脐带缠绕

（1）脐带缠绕指脐带围绕胎儿颈部、四肢或躯干。约 90% 为脐带绕颈，以绕颈 1 周者居多，占分娩总数的 20% 左右。

（2）临床特点：与脐带缠绕的松紧、缠绕周数及脐带长短有关。①先露部下降受阻，可使产程延长或停滞；②胎儿窘迫；③胎心率变异；④脐带血流异常。

注意事项：①脐带异常影响胎儿安危，特别是脐带脱垂可导致胎儿不良结局，包括早产、死产、新生儿窒息甚至新生儿死亡。②脐带帆状附着时应警惕前置血管。③单脐动脉是胎儿染色体异常指标之一，应予以重视。④医患沟通中应指出脐带异常一般无特殊临床表现，且并非所有脐带异常均可经超声检出。脐带异常可通过影响胎儿血液供应引起胎儿缺氧，从而危及胎儿生命。

第四节　胎盘形态异常

一、概述

正常胎盘呈圆形或卵圆形,在发育阶段时,由于部分蜕膜发育不良,胎盘的血供不足或绒毛发育异常,可致胎盘形态异常。胎盘形态异常的种类很多,如胎盘内母体血池、胎盘钙化、胎盘大小或厚薄异常、轮廓胎盘、有缘胎盘等常无特殊临床意义,多在胎盘娩出后检查时发现。其中可能影响母儿预后的原因包括单胎多叶胎盘、副胎盘及胎盘绒毛膜血管瘤,如果需要鉴别与妊娠结局的关联,可送胎盘病理检查。

(一)单胎多叶胎盘

若两叶胎盘完全分开,其血管不相连,直至进入脐带时才合并,称双叶胎盘;若两叶胎盘完全分开,两叶的血管相连,称为复胎盘;胎盘完全分离为三叶或多叶,称为多叶胎盘。这类胎盘在剥离和娩出时易造成胎盘残留,引起产后出血及感染。

(二)副胎盘和假叶胎盘

副胎盘是主胎盘分出的一个或多个胎盘叶,与主胎盘有一定的距离(至少 2 cm),借胎膜、血管与主胎盘相连。如果其间无血管相连,即为假叶胎盘。可导致前置血管、副胎盘前置及残留。在胎盘娩出后应详细检查,注意胎膜上有无大块残缺,并仔细查看邻近胎膜上有无断裂的血管。

(三)膜状胎盘

功能性的绒毛覆盖全部的胎膜,胎盘发育如薄膜状结构,占据整个绒毛膜的周边,直径大而厚度薄,最薄仅 0.5 mm,类似薄膜,称为膜状胎盘。膜状胎盘与前置胎盘及胎盘早剥的发生有关。在分娩后,膜状胎盘可能不易剥离,似中央型前置胎盘样出血,出血不能得到有效控制时,可行子宫切除。超声可见胎盘覆盖范围大,厚 1～2 cm,占据宫腔壁 2/3 以上。

(四)胎盘肿瘤

(1)绒毛膜血管瘤:是胎盘内的血管畸形,为肿瘤样结构。多位于胎盘内,大时可向胎儿面突起。大型绒毛膜血管瘤可引起胎儿贫血,建议动态监测胎儿大脑中动脉流速。

(2)胎盘畸胎瘤:是一种罕见的胎盘肿瘤,超声可见囊实性混合包块,具有畸胎瘤的声像特征,如有毛发油脂形成的发团征、垂柳征、杂乱结构征等,内部多无血流信号。

(3)胎盘转移瘤:恶性肿瘤很少转移到胎盘,其中黑色素瘤、白血病、淋巴瘤及乳腺癌可转移到胎盘,肿瘤细胞常局限在绒毛间隙,极少转移到胎儿。

二、注意事项

(1)胎盘异常是胎盘发育过程中由于部分蜕膜发育不良、血供不足或绒毛发育异常所致,可引发产前及产后出血。胎盘娩出后应注意检查胎盘,必要时送病理检查。

(2)胎盘重量、厚度及脐带异常插入与母儿不良结局有一定相关性。

(3)医患沟通:要向患者及家属说明胎盘异常多在产后发现,可能造成胎盘残留、出血等并发症。

第十二章 异常分娩

第一节 产力异常

一、概述

分娩的核心是胎头下降,本质是头盆适应性,动力是与其相适应的协调产力。产力受胎儿、产道和产妇精神心理因素的制约。产力以子宫收缩力为主,子宫收缩力贯穿于分娩全过程,具有节律性、对称性及极性,以及缩复作用,可推动胎先露下降,促进子宫颈口扩张。分娩过程中,子宫收缩的节律性、对称性及极性,以及缩复作用不正常(不协调性宫缩);或强度、频率有改变,与胎头下降程度(胎头通过骨盆各平面)和分娩阻力不相适应、与头盆关系不相适应、与母胎分娩负荷耐受不相适应,称子宫收缩力异常,简称产力异常。子宫收缩力异常包括子宫收缩乏力(简称宫缩乏力)和子宫收缩过强(简称宫缩过强),每类又分为协调性子宫收缩和不协调性子宫收缩。

子宫发育不良、子宫畸形、子宫肌瘤等均能引起宫缩异常。子宫壁过度膨胀,大剂量使用镇静剂、镇痛剂及麻醉药,可以使宫缩受到抑制。产妇精神心理因素可以直接影响产力,对分娩有顾虑的产妇,往往在分娩早期即出现产力异常为原发性宫缩乏力;头盆不称和胎位异常的产妇常出现继发性宫缩乏力。不协调性宫缩及与胎头下降程度不相适应的过强、过频宫缩,影响子宫-胎盘-胎儿单位血液供应,使胎儿缺氧,导致胎儿窘迫或新生儿窒息。

二、临床表现及诊断

(一)子宫收缩乏力

(1)协调性宫缩乏力:即低张性宫缩乏力。子宫收缩具有正常的节律性、对称性及极性,以及缩复作用,但收缩力弱,对胎儿影响不大,常导致产程延缓甚至停滞。可为原发性或继发性协调性宫缩乏力。

(2)不协调性宫缩乏力:即高张性宫缩乏力。子宫收缩失去正常的节律性、对称性及极性,以及缩复作用,不能使胎先露下降和宫口扩张,属无效宫缩,并且宫缩间歇期子宫壁也不完全松弛。多为骨盆入口平面头盆不称导致的原发性不协调性宫缩乏力。导致产妇持续性腹痛、烦躁不安、过度消耗、精神疲乏;影响子宫-胎盘-胎儿单位血液供应,使胎儿缺氧,导致胎儿窘迫或新生儿窒息。

产程中子宫收缩乏力增加产后出血风险。

(二)子宫收缩过强

(1)协调性子宫收缩过强:子宫收缩具有正常的节律性、对称性及极性,以及缩复作用,但收缩力过强。若无头盆不称,可导致产程缩短,甚至出现急产(总产程<3小时),可能造成子宫颈、阴道及会阴撕裂伤,来不及接产可致感染、新生儿坠落伤;若伴头盆不称、胎位异常或瘢痕子宫,可发生病理性缩复环、血尿,甚至发生子宫破裂。

(2)不协调性子宫收缩过强。①子宫痉挛性狭窄环:指因产妇紧张疲劳、不恰当阴道操作,以及胎膜早破并胎头高浮、头盆不称等不适当使用宫缩剂,导致子宫壁局部肌肉呈痉挛性不协调性收缩,形成环状狭窄,且持续不放松。狭窄环可发生在子宫体任何部分、子宫颈,常见于子宫体与下段交界处、胎体狭窄部如胎颈部。产妇出现持续性腹痛、烦躁不安,子宫颈扩张缓慢、胎先露下降停滞,胎盘嵌顿,阴道检查可能触及较硬而无弹性的狭窄环。子宫痉挛性狭窄环与病理性缩复环不同,特点是不随宫缩上升。②强直性子宫收缩:由于不适当应用缩宫素,导致子宫持续性强直性收缩,宫缩间歇期短或无间歇。可出现病理性缩复环、血尿等先兆子宫破裂征象。产妇烦躁不安,持续性腹痛、高张拒按,胎位触不清甚至胎心听不清。

(3)宫缩过强、过频影响子宫-胎盘-胎儿单位血液循环,易发生胎儿窘迫甚至胎死宫内、新生儿窒息甚至死亡、新生儿颅内出血。

三、处理

(一)原发性宫缩乏力

在胎头通过骨盆入口平面过程中,进入产程或潜伏期发生原发性宫缩乏力,通过加强胎儿监护、四步触诊判断胎头入盆情况及胎头跨耻征、阴道检查判断头盆关系,在排除胎儿窘迫及明显头盆不称基础上,必要时给予上述检查以明确诊断。

(1)镇静治疗性休息:哌替啶 100 mg 肌内注射。3～4 小时以后,可用地西泮 10 mg 缓慢静脉注射(2～3 分钟),软化子宫颈、缓解子宫颈水肿,促进宫口扩张。

(2)人工破膜,缩宫素催产:宫口扩张≥3 cm,可于宫缩间隙期人工破膜,观察羊水性状,检查排除脐带脱垂,听胎心,平卧或侧卧待产;排除胎儿窘迫及明显头盆不称后,给予缩宫素催产。12～18 小时产程无进展,试产失败。胎膜早破、胎头高浮者,经 4～6 小时规律宫缩产程无进展,宜以剖宫产结束分娩。

(二)继发性宫缩乏力

临产后出现继发性宫缩乏力,加强胎儿监护排除胎儿窘迫的同时,积极阴道检查排除头盆不称及胎头下降梗阻。

(1)在胎头通过骨盆入口平面及宫口开全双顶径通过坐骨棘平面过程中,无头盆不称及胎头下降梗阻表现,若出现继发宫缩乏力,可静脉点滴缩宫素加强产力,尤其适用于需要阴道助产时。

(2)胎头在通过中骨盆平面过程中出现继发性宫缩乏力,加强胎儿监护排除胎儿窘迫的同时,积极阴道检查排除头盆不称及胎头下降梗阻。观察产程进展,出现活跃期停滞,积极以剖宫产结束分娩;胎头下降延缓甚至停滞、第二产程延缓,双顶径阻于坐骨棘以上(骨先露 S＜＋3)不下降或下降不明显,出现头盆不称、胎头下降梗阻表现,积极以剖宫产结束分娩。

(三)子宫收缩过强

(1)有急产史的孕妇,分娩前产前检查应注意胎头入盆情况,提前住院待产;临产后提前做好接产及新生儿复苏准备。若属未消毒的接产,应给予抗生素预防感染;若急产来不及消毒及新生儿坠地,应及时请新生儿专业医师给予相应处理,预防颅内出血,必要时尽早预防破伤风。

(2)临产后慎用宫缩药物及其他促进宫缩的产科处理,避免不必要的阴道操作,产后仔细检查子宫颈、阴道、外阴,若有撕裂应及时缝合。

(3)一旦发生持续性子宫收缩过强,停止阴道操作及停用缩宫素等;吸氧;给予宫缩抑制剂,如 25％硫酸镁 20 mL 加入 25％葡萄糖液 20 mL 内缓慢静脉注射(不少于 5 分钟);若无胎儿窘迫征象,给予镇静剂如哌替啶 100 mg 肌内注射(4 小时内胎儿不能娩出者)。若持续性子宫收缩过强不缓解,宫口未开全、胎先露高,或梗阻性分娩,或伴有胎儿窘迫征象,均应立即行剖宫产术;若异常宫缩缓解,正常宫缩恢复,在加强胎儿监护基础上,可等待自然分娩或适时行阴道助产。若胎死宫内,可用乙醚吸入麻醉,待宫口开全,行阴道分娩,必要时毁胎;若仍不能缓解强直性宫缩,为避免子宫破裂,可行剖宫产术。

四、注意事项

与胎头下降通过骨盆各平面相适应的协调产力是分娩动力,不相适应的不协调产力是异常分娩表现。临产后慎用宫缩药物及其他促进宫缩的产科处理,避免不必要的阴道操作和产程干预。及时识别不相适应的不协调产力,积极查找原因,排除头盆不称及胎头下降梗阻,在加强胎儿监护的基础上,做出正确处理。

第二节　产道异常

产道包括骨产道(骨盆腔)及软产道(子宫下段、子宫颈、阴道、外阴及骨盆底软组织),是胎儿自然娩出的通道。产道异常可使胎儿娩出受阻,临床上以骨产道异常多见。

一、骨产道异常

(一)概述

骨产道即真骨盆,其大小、形态、轴线与分娩密切相关。骨盆腔上大下小,根据大小变化理论上划分为 3 个界面,即骨盆入口平面、中骨盆平面及骨盆出口平面。骨盆入口平面是骨盆腔最大平面,呈横椭圆形;中骨盆平面是骨盆腔最狭窄平面,呈纵椭圆形;不在同一平面有共同底边的前后两个三角形组成的骨盆出口平面是骨盆腔的最低部分。

骨产道异常包括骨盆腔径线过短或形态异常。丧失正常形态及对称性的骨盆称为畸形骨盆。盆腔径线过短或形态异常,致使骨盆腔容积小于胎先露能够通过的限度,阻碍胎先露下降,影响产程正常进度,称为狭窄骨盆。可以为一条径线过短或多个径线同时过短,也可以为一个平面狭窄或多个平面同时狭窄,需结合整个骨盆腔大小与形态进行综合分析,作出正确判断。

(二)临床表现及诊断

1.骨盆入口平面狭窄

骨盆入口平面狭窄以扁平骨盆最常见,表现为入口平面前后径过短,内骨盆检查常表现为骶岬前突,也可表现为骶骨平直。临床分 3 级:Ⅰ 级为临界性狭窄,骶耻外径 18 cm,入口前后径 10 cm,绝大多数可以经阴道分娩;Ⅱ 级为相对性狭窄,骶耻外径 16.5～17.5 cm,入口前后径 8.5～9.5 cm,需经头位试产判断胎头能否衔接;Ⅲ 级为绝对性狭窄,骶耻外径≤16.0 cm,入口前后径≤8.0 cm,胎头不能入盆,必须以剖宫产终止妊娠或结束分娩。

骨盆入口平面狭窄临床表现常为悬垂腹、胎先露异常、胎头浮动、胎膜早破甚至脐带脱垂、胎头跨耻征阳性;头位试产可能出现头位胎位异常、宫缩乏力、潜伏期延长,最终表现为胎头衔接受阻;骨盆入口平面狭窄头位试产过程中应及时识别骨盆入口平面梗阻性难产表现,如病理性缩复环、血尿,入口平面严重头位胎位异常,如不均倾位、高直位、面先露等。

2.中骨盆及骨盆出口平面狭窄

中骨盆平面临床测量比较困难,中骨盆平面狭窄常延续至骨盆出口平面,与骨盆出口平面狭窄相伴行,常表现为漏斗骨盆。骨盆入口各径线值可正常,坐骨棘间径及中骨盆后矢状径狭窄,坐骨结节间径及出口后矢状径狭窄。内骨盆检查发现坐骨棘突出、内聚,骶骨平直,骶棘韧带容受小于两横指;骶结节韧带坚韧缩短,骶尾关节不活动甚至融合前突,耻骨弓角度<90°。临床分 3 级:Ⅰ 级临界性狭窄,坐骨棘间径 10 cm,坐骨结节间径 7.5 cm,坐骨结节间径与出口后矢状径之和≥15 cm;Ⅱ 级相对性狭窄,坐骨棘间径 8.5～9.5 cm,坐骨结节间径 6.0～7.0 cm,坐骨结节间径与出口后矢状径之和为 12～14 cm;Ⅲ 级绝对性狭窄,坐骨棘间径≤8.0 cm,坐骨结节间径≤5.5 cm,坐骨结节间径与出口后矢状径之和≤11 cm。

中骨盆及骨盆出口平面狭窄临床表现为胎头下降至中骨盆,胎头下降、内旋转受阻,形成持续性枕横位或枕后位,双顶径可能被阻于坐骨棘平面。常出现继发性宫缩乏力;产程表现为活跃期停滞及第二产程胎头下降延缓甚至停滞,第二产程延缓;胎心监测、人工破膜可能发现胎儿窘迫;阴道检查发现胎方位异常(非枕前位)、胎头受压、产瘤、颅缝重叠、胎头拉长变形、头盆间隙紧、宫缩时胎头无明显下降等头盆不称甚至胎头下降梗阻表现。甚至发生胎儿颅内出血。

3.骨盆三个平面狭窄

骨盆外形属女型骨盆,但骨盆入口、中骨盆及骨盆出口平面均狭窄,每个平面径线均小于正常值 2 cm 或更多,称为均小骨盆。多见于身材矮小、体形匀称的妇女。孕妇身高<145 cm 应警惕均小骨盆。

4.畸形骨盆

骨盆失去正常形态及对称性称畸形骨盆,如骨软化症骨盆、偏斜骨盆、骨盆损伤等。可表现为孕妇体形、步态异常,脊柱及髋关节畸形等。

(三)狭窄骨盆分娩时的处理

骨盆腔上大下小,中骨盆平面是骨盆最狭窄平面,骨盆出口平面是产道的最低部分。临产前应明确狭窄骨盆类别和程度,了解胎位、胎儿大小、破膜与否,结合年龄、产次、既往分娩史,对头盆适应性作出充分评价,决定能否进行头位试产。入口平面头盆适应性允许通过充分头位试产进行评价,中骨盆及出口平面头盆适应性可通过慎重试产进行评价。中骨盆及骨盆出口平面狭窄以剖宫产较为安全。

1.骨盆入口平面狭窄的处理

临产前胎头仍未入盆,除常规测量骨盆出口径线及骨盆内测量外,应做骨盆各平面外测量。若骨盆入口平面绝对狭窄,骨盆入口平面狭窄合并严重头位胎位异常如胎头过度仰伸(面先露)、非头位胎先露如臀先露及肩先露,宜以剖宫产终止妊娠;骨盆入口平面相对狭窄,若无明显骨盆入口平面头盆不称表现(如悬垂腹、胎头浮动、胎膜早破、胎头跨耻征阳性等),正常足月胎儿允许通过充分头位试产评价入口平面头盆适应性,在一定试产时间内,评价胎头能否下降入盆衔接、头盆关系是否良好。

入口平面头位充分试产过程中,应及时识别骨盆入口平面梗阻性难产表现如病理性缩复环、血尿,入口平面严重头位胎位异常如不均倾位、高直位、面先露等,及时以剖宫产结束分娩。出现宫缩乏力、潜伏期延长时,通过胎儿监护、四步触诊判断胎头入盆情况、胎头跨耻征及阴道检查判断头盆关系。在排除胎儿窘迫及明显头盆不称基础上,必要时给予以下治疗。

(1)镇静治疗性休息:哌替啶 100 mg 肌内注射。

(2)人工破膜,缩宫素催产:12~18 小时产程无进展,则表示试产失败。胎膜早破、胎头高浮者,经 4~6 小时规律宫缩产程无进展,宜以剖宫产结束分娩。

2.中骨盆及骨盆出口平面狭窄的处理

中骨盆平面是骨盆最狭窄平面,骨盆出口平面是产道的最低部分,应于临产前对胎儿大小、头盆适应性作出充分评价,决定中骨盆及骨盆出口平面狭窄能否进行慎重头位试产来评价中骨盆及出口平面头盆适应性。中骨盆平面狭窄,出口横径过短,耻骨弓角度变锐,耻骨弓下三角空隙不能利用,胎头向后移,可利用出口后三角空隙娩出。临床上出口横径与出口后矢状径之和≥15 cm,足月胎儿<3 000 g,多数可经阴道分娩。

若产程进展顺利,宫口开全,无胎头下降梗阻表现,胎头双顶径达坐骨棘水平或更低,可经阴道徒手旋转胎头为枕前位,等待自然分娩,或行产钳或胎头吸引术助产,可用缩宫素催产,应做较大的会阴切开,以免会阴严重撕裂。

若产程进展延缓,通过胎儿监护、必要时人工破膜及阴道检查,在排除胎儿窘迫及明显头盆不称基础上,可继续试产;若出现继发性宫缩乏力,活跃期停滞及第二产程胎头下降延缓甚至停滞、第二产程延缓,或阴道检查发现胎方位异常(非枕前位)、胎头受压、产瘤、颅缝重叠、胎头拉长变形、头盆间隙紧、宫缩时胎头无明显下降等头盆不称甚至胎头下降梗阻表现,若胎头双顶径未达坐骨棘水平或出现胎儿窘迫征象,应及时行剖宫产结束分娩。

若骨盆出口横径与出口后矢状径之和<15 cm,足月胎儿不易经阴道分娩,应行剖宫产终止妊娠。中骨盆及骨盆出口平面狭窄头位试产中应慎重,骨盆及骨盆出口平面狭窄以剖宫产较为安全。

3.骨盆3个平面狭窄的处理

主要是均小骨盆,参照骨盆入口平面狭窄、中骨盆及出口平面狭窄处理原则。若估计胎儿较大,有明显头盆不称表现,应及时以剖宫产术终止妊娠或结束分娩。若估计胎儿不大,胎位正常,头盆相称,可以头位试产。

4.畸形骨盆的处理

根据畸形骨盆种类、狭窄程度,胎儿大小等情况具体分析。畸形严重、明显头盆不称者,应及时以剖宫产终止妊娠。

二、软产道异常

软产道是由子宫下段、子宫颈、阴道、外阴及骨盆底软组织构成的弯曲管道。软产道异常包括先天发育异常及后天疾病。应于第一次产前检查和分娩前详细了解病史和体格检查,了解软产道异常情况,判断其对妊娠和分娩的影响。

(一)外阴异常

高龄初产妇会阴坚韧、外阴水肿、外阴阴道瘢痕、外阴阴道严重静脉曲张等,可能影响会阴阴道扩张,可做会阴切开以预防会阴阴道撕裂伤。若会阴阴道扩张明显受限,胎头娩出时可能造成严重会阴阴道撕裂伤,应行剖宫产终止妊娠。

(二)阴道异常

(1)阴道横隔影响胎先露部下降。若横隔位置高且坚厚,应行剖宫产终止妊娠。若横隔被胎先露撑薄,可在直视下自横隔小孔处将横隔做 X 形切开,分娩结束切除残隔,用可吸收线间断或连续锁边缝合残端。

(2)阴道纵隔若伴有双子宫、双子宫颈,位于一侧子宫内的胎儿下降通过该侧阴道分娩,纵隔被推向对侧,分娩多无阻碍。若阴道纵隔发生于单子宫颈,纵隔阻碍胎先露部下降,须在纵隔中间剪断,分娩结束后剪除残留的隔,用可吸收线间断或连续锁边缝合残端。

(3)外阴阴道尖锐湿疣可阻塞产道,易发生裂伤、血肿及感染,同时为预防新生儿患喉乳头瘤及女婴生殖道湿疣,应行剖宫产终止妊娠。

(4)阴道包块阻碍胎先露部下降而又不能经阴道切除者,应行剖宫产终止妊娠。若阴道壁囊肿较大时,可行囊肿穿刺抽吸内容物。阴道病变待产后择时处理。

(三)子宫颈异常

(1)子宫颈粘连及瘢痕多为损伤性刮宫、子宫颈手术或物理治疗所致,可导致子宫颈性难产。若因子宫粘连及瘢痕而致产程中子宫颈管已消失而宫口却不扩张,应以剖宫产结束分娩。

(2)子宫颈坚韧常见于高龄初产妇,子宫颈成熟不良、缺乏弹性或精神过度紧张使子宫颈挛缩,子宫颈不易扩张。可用地西泮 10 mg 缓慢静脉注射(2~3 分钟),也可于子宫颈两侧各注入 0.5% 利多卡因 5~10 mL。若子宫颈软化、宫口不扩张,应行剖宫产结束分娩。

(3)子宫颈水肿常是头盆不适应的表现,致使子宫颈前唇长时间被压于胎头与耻骨联合之间,血液回流受阻引起水肿,影响子宫颈扩张。可于子宫颈两侧各注入 0.5% 利多卡因 5~10 mL 或地西泮 10 mg 缓慢静脉注射,待宫口近开全,用手将水肿的子宫颈前唇上推,使其逐渐越过胎头,即可经阴道分娩。若有明显头盆不称,应行剖宫产结束分娩。

(4)子宫颈肌瘤影响胎先露入盆、下降及子宫颈容受、扩张,应行剖宫产终止妊娠。

(5)子宫颈癌不应经阴道分娩,应于妊娠 32~34 周后行剖宫产术及子宫颈癌手术,或剖宫产术后放射治疗。

(四)子宫异常

(1)子宫畸形:包括纵隔子宫、双子宫、双角子宫、单角子宫等。明显增加异常胎位及胎盘位置异常发生率;产程中易出现宫缩乏力、子宫颈扩张缓慢,甚至发生子宫破裂。应严密观察产程,适当放宽剖宫产指征。

(2)瘢痕子宫:剖宫产率飙升和子宫肌瘤手术指征泛滥,前次剖宫产术和子宫肌瘤剥除术成为瘢痕子宫最常见的原因。在高剖宫产率基础上,随着再次妊娠分娩人群增多和妊娠分娩年龄延后,瘢痕子宫再次妊娠分娩率明显提高。并非"一次剖宫产次次剖宫产",根据前次剖宫产术式、指征、术后有无感染、术后再孕间隔时间、既往剖宫产次数、本次妊娠胎儿因素与头盆适应性,以及有无紧急剖宫产条件等综合分析,判断瘢痕子宫是否行剖宫产后阴道试产。实施剖宫产后阴道试产的首要条件,是前次剖宫产的指征在此次妊娠中不复存在以及此次无新的剖宫产指征。美国妇产科医师学会、加拿大妇产科医师协会及英国皇家妇产科医师学会推荐的剖宫产后阴道试产条件为:最多两次剖宫产史、胎儿纵产式、子宫没有其他瘢痕、无子宫破裂病史、骨盆正常和医疗单位具有紧急剖宫产术条件。瘢痕子宫再次妊娠分娩子宫破裂风险增加,若只有 1 次剖宫产史且为子宫下段横切口、术后再孕分娩间隔时间 2 年、胎儿大小适中、胎儿产道及产力因素正常且相互适应,产前 B 超未提示子宫下段不连续,剖宫产后阴道试产成功、剖宫产后阴道分娩率较高。剖宫产后阴道试产过程中应密切观察头盆不适应、产力过强和子宫先兆破裂征象,高度警惕子宫破裂,必要时应紧急剖宫产结束分娩,并同时行子宫破口修补术。

若前次剖宫产为子宫纵切口或 T 形切口、剖宫产术后有感染、剖宫产史≥2 次,应行择期重复剖宫产;子宫肌瘤剥除术穿透子宫黏膜,也应行择期剖宫产。

目前子宫下段全层厚度和肌层厚度的临界值分别为 $2.0 \sim 3.5$ mm 和 $1.4 \sim 2.0$ mm,目前没有大家可以普遍接受的临界值来预测子宫破裂,相关指南亦未赞同子宫下段厚度对于子宫破裂的预测价值。有专家推荐临界值可以定为 3 mm。

(3)子宫肌瘤:子宫肌瘤在妊娠期及产褥期可能发生红色变性,表现为肌瘤快速生长、剧烈疼痛,白细胞计数升高甚至发热,保守治疗多能缓解。妊娠合并子宫肌瘤多能经阴道分娩,但要预防产后出血。过大的子宫下段或子宫颈肌瘤可能导致产道梗阻,阻碍胎儿下降,宜以剖宫产终止妊娠,可同时行肌瘤剥除术。根据肌瘤部位、大小及患者情况,为避免手术失血过多及手术时间延长,也可产后再做处理。

(五)卵巢肿瘤

妊娠合并卵巢肿瘤,围生期可能发生肿瘤蒂扭转、破裂。卵巢肿瘤阻碍胎先露衔接下降,应行剖宫产终止妊娠,同时切除肿瘤送病理检查,若为卵巢恶性肿瘤,处理原则同非孕期。

第三节　胎头位置异常

胎位异常包括胎头位置异常、臀先露及肩先露等,是造成难产常见的原因。分娩时枕前位约占 90%,而胎位异常约占 10%,其中胎头位置异常占 6%～7%,胎产式异常的臀先露占 3%～4%,肩先露已极少见。因胎头俯屈、侧屈、旋转等异常导致的胎头位置异常,在骨盆各个平面有不同的表现,包括因胎头俯屈不良呈不同程度仰伸的胎头高直位和面先露,胎头侧屈导致的胎头不均倾位,胎头在骨盆腔内旋转受阻导致的持续性枕横位、持续性枕后位。可通过四步触诊、阴道检查、超声检查等发现。胎头位置异常造成的难产称为头位难产。

一、胎头高直位

(一)概述

胎头呈不屈不仰姿势,以枕额径下降进入骨盆入口平面,其矢状缝与骨盆入口前后径相一致,称为胎头高直位。约占分娩总数的 1.08%。胎头枕骨向前靠近耻骨联合者称为胎头高直前位,又称枕耻位;胎头枕骨向后靠近骶岬者称为胎头高直后位,又称枕骶位。

(二)临床表现及诊断

1.临床表现

胎头不俯屈,以枕额径坐落于骨盆入口平面前后径、下降进入骨盆入口平面。临产后胎头下降延缓或胎头浮动不能入盆,宫口扩张延缓,潜伏期延长甚至活跃期停滞,最终表现为胎头衔接困难,常感耻骨联合部位疼痛。

2.腹部检查

高直前位胎背靠近腹前壁,不易触及胎儿肢体,胎心位于腹中线位置稍高。

高直后位时胎儿肢体靠近腹前壁,胎心遥远,有时可能在耻骨联合上方触及胎儿下颏。

3.阴道检查

肛门指检显示胎头位置高,骨盆腔空虚。阴道检查发现胎头矢状缝与骨盆入口前后径一致,后囟在耻骨联合后,前囟在骶骨前,为胎头高直前位,反之为胎头高直后位。因胎头嵌顿于骨盆入口,宫口常停滞于 3~5 cm,很难开全。

4.超声检查

胎头双顶径与骨盆入口横径一致,胎头矢状缝与骨盆入口前后径一致;胎儿脊柱位于母亲腹腔中间。高直后位可在耻骨联合上方探及胎儿眼眶。

(三)分娩处理

临产后胎头浮动不能入盆、胎头衔接困难,应积极排除骨盆入口平面胎头位置异常及头盆不称。

胎头高直前位,若骨盆正常、胎儿不大,应给予骨盆入口平面充分试产机会。加强宫缩,促使胎头俯屈,胎头可转为枕前位下降入盆衔接;或胎头极度俯屈,胎头枕骨下部以耻骨联合后方为支点,加强产力使前囟和额部先后滑过骶岬下降入盆衔接,胎头在中骨盆平面不需内旋转,以枕前位经阴道分娩。若试产失败,积极行剖宫产结束分娩。

高直后位临产后胎头浮动不能入盆,表现为潜伏期产程延长甚至活跃期停滞,即使宫口能开全,由于胎头高浮也易发生滞产、先兆子宫破裂或子宫破裂。高直后位很难经阴道分娩,一经确诊应行剖宫产术。

二、面先露

(一)概述

胎头呈极度仰伸、枕骨与背部接触,以面部为先露时,称为面先露,以颏骨为指示点。发生率为 0.08%～0.27%,多见于经产妇。面先露于临产后发生,通常是胎头以额先露下降入盆受阻进一步仰伸而形成面先露。凡可能阻碍胎头俯屈的因素,均可能导致面先露。

(二)临床表现及诊断

1.临床表现及腹部检查

临产后胎头浮动不能入盆。胎儿颜面部先露不能紧贴子宫下段及子宫颈内口,常引起宫缩乏力,加之颜面部径线增大、骨质不能变形,致使潜伏期延长,头盆不称、活跃期停滞,导致梗阻性难产、软产道裂伤,甚至子宫破裂。

胎头受压过久,可引起胎儿窘迫、颅内出血、新生儿窒息。胎儿面部受压变形,颜面部皮肤淤血青紫、肿胀,尤以口唇为著,影响吸吮,严重时可发生喉头水肿,影响吞咽及呼吸。新生儿于生后保持仰伸姿势达数天之久。

2.阴道检查

胎先露不似圆而硬的胎头顶枕骨;宫口开大后可触及高低不平、软硬不均的胎儿颜面部特征,如口、鼻、颧骨及眼眶。依据胎儿口腔及颏部所在部位确定胎方位。

3.超声检查

能探及过度仰伸的胎头,明确胎头枕部及眼眶位置,鉴别臀先露,确诊面先露并确定胎方位。

(三)分娩处理

颏前位若无头盆不称,产力良好,有可能经阴道自然分娩。颏后位不能经阴道自然娩出。为避免面先露阴道分娩对母胎的危害,一经确诊应行剖宫产术。若胎儿畸形,无论颏前位或颏后位,均应在宫口开全后行穿颅术结束分娩。

面先露于临产后发生,临产后出现胎头浮动不能入盆,潜伏期延长,头盆不称、活跃期停滞等表现,应及时做阴道检查和超声检查,争取尽早作出诊断。忽略性面先露,颏前位若无头盆不称,产力良好,有可能经阴道自然分娩,但产程明显延长,胎儿颜面部受压变形损害较重。在骨盆入口平面很少发生面先露,通常是胎头以额先露下降入盆受阻,进一步仰伸而形成面先露。其可能分娩机制包括仰伸、下降、内旋转、俯屈、复位及外旋转。

颏前位时,胎头以仰伸姿势衔接、下降,胎儿面部达骨盆底时,胎头极度仰伸,颏部为最低点,向前方转45°,胎头继续下降并极度仰伸,颏部位于最低转向前方,当颏部自耻骨弓下方娩出后,极度仰伸的胎颈前面处于产道小弯(耻骨联合),胎头俯屈时,胎头后部适应产道大弯(骶骨凹),使口、鼻、眼、额、前囟及枕部自会阴前缘相继娩出,胎头娩出后进行复位及外旋转,胎肩及胎体相继娩出。

面先露前囟颏径明显大于枕下前囟径,且颜面部骨质变形能力不如颅骨,因此,面先露内旋转阻力大,颏后位内旋转135°成颏前位的可能性小,多以持续性颏后位下降。颏后位胎儿面部达骨盆底后,极度伸展的胎颈不能适应产道大弯,极度仰伸的胎头大部分嵌顿于耻骨联合不能通过产道小弯,成为梗阻性难产。故足月活胎不能经阴道自然娩出。

三、前不均倾

(一)概述

胎头矢状缝坐落于骨盆入口横径,以枕横位进入骨盆入口,胎头侧屈使其两顶骨先后依次入盆,呈不均倾势嵌入骨盆入口,称为胎头不均倾。若前顶骨先嵌入,矢状缝偏后靠近骶骨,称前不均倾;若后顶骨先嵌入,矢状缝偏前,称后不均倾。当胎头不均倾双颅骨均能下降通过骨盆入口平面时,即能较顺利地经阴道分娩。以前不均倾导致头位难产居多,其发生率为 $0.55\% \sim 0.81\%$。

(二)临床表现及诊断

1.临床表现

前不均倾常发生于头盆不称、扁平骨盆、骨盆倾斜度过大、腹壁松弛等,因胎体向前倾斜,常表现为悬垂腹。产程中由于前顶骨紧嵌于耻骨联合,后顶骨被阻于骶岬之上,胎头下降衔接困难,常发生胎膜早破、潜伏期延长或活跃期停滞,多在宫口扩张至 $3 \sim 5$ cm 时即扩张延缓甚至停滞不前。因前顶骨紧嵌于耻骨联合,压迫尿道及子宫颈前唇,导致尿潴留、血尿、子宫颈前唇水肿。胎头受压过久,可出现胎头前顶水肿及胎儿窘迫。由于胎头下降受阻,常导致继发性宫缩乏力。

2.腹部检查

前不均倾位因胎体向前倾斜,常表现为悬垂腹,临产后胎头入盆困难,耻骨联合上方可触及胎头顶部;胎头取枕横位并侧屈入盆,于耻骨联合上方可触及一侧胎肩。

3.阴道检查

胎头矢状缝与骨盆入口横径一致,向后移靠近骶岬;前顶骨紧嵌于耻骨联合后方,产瘤大部分位于前顶骨,子宫颈前唇水肿,尿道受压不易插入导尿管;因后顶骨的大部分尚在骶岬之上而不能触及,致使盆腔后半部空虚。

4.超声检查

临产前 B 超提示枕横位,若合并扁平骨盆、骨盆倾斜度过大、腹壁松弛,表现为悬垂腹,应高度警惕前不均倾。

(三)分娩处理

后不均倾若胎儿大小及产力正常,后顶骨逐渐进入骶凹处,再使前顶骨入盆,则矢状缝位于骨盆入口横径成头盆均倾势下降衔接。但前不均倾由于耻骨联合后平面直而无凹陷,前顶骨紧紧嵌顿于耻骨联合后,使后顶骨被架于骶岬之上无法下降入盆。因此,一旦确诊为前不均倾,除极个别胎儿小、宫缩强、骨盆宽大可给予短时间试产外,均应尽快以剖宫产结束分娩。

四、持续性枕后位、枕横位

(一)概述

为适应骨盆各平面形态变化,胎头入盆通过骨盆入口平面衔接后,继续下降通过中骨盆平面过程中,需要通过内旋转为枕(直)前位。若分娩结束时胎头枕部仍位于母体骨盆后方或侧方,称为持续性枕后位或持续性枕横位。约占分娩总数的5%。

(二)临床表现及诊断

1.临床表现

凡阻碍胎头在产道内内旋转的因素,如男型骨盆或类人猿型骨盆、扁平骨盆及均小骨盆等骨盆形态及大小异常,子宫收缩乏力,胎头俯屈不良,头盆不称等,均可能导致持续性枕后位或持续性枕横位。

临产后若胎头以枕后位入盆,影响胎头俯屈及衔接,胎先露不易紧贴子宫下段及子宫颈内口,常导致宫缩乏力及宫口扩张缓慢。在活跃期晚期及第二产程前期,若为枕后位,因枕骨持续位于骨盆后方压迫直肠,产妇自觉肛门坠胀及排便感,致使宫口尚未开全时过早使用腹压,容易导致子宫颈前唇水肿和产妇疲劳,影响产程进展及产力。持续性枕后位、枕横位常致活跃期晚期产程停滞、第二产程胎头下降延缓或停滞、继发性宫缩乏力。

2.腹部检查

胎背偏向母体后方或侧方,前腹壁能触及胎儿肢体,胎心在胎儿肢体侧也容易听到。

3.阴道检查

在活跃期晚期及第二产程前期出现产程进展异常、继发宫缩乏力,应行阴道检查。常有子宫颈前唇水肿。枕后位盆腔后部空虚,胎头矢状缝常位于骨盆斜径上。枕横位胎头矢状缝位于骨盆横径上,前后囟分别位于骨盆两侧偏后方,因胎头俯屈不良,前囟常低于后囟。若出现胎头水肿、颅骨重叠、囟门及颅缝触不清时,提示存在头盆不称,需借助胎儿耳郭、耳屏位置及方向判定胎方位,同时判断宫缩时胎头下降情况。

(三)分娩处理

若骨盆无异常、胎儿不大,无头盆不称表现,可以继续中骨盆平面慎重试产。试产过程中若出现以下情况,宜积极以剖宫产结束分娩:活跃期停滞,第二产程胎头下降停滞,胎头双顶径被阻于坐骨棘平面以上 S<+3,头盆不称,胎儿窘迫等。

若无头盆不称,多数枕后位、枕横位胎头枕部能向前旋转 90°~135°成为枕前位分娩。若不能转成枕前位时,其分娩机制如下。

1.枕后位

胎头枕部到达中骨盆向后行 45°内旋转,使矢状缝与骨盆前后径一致。胎儿枕部朝向骶骨呈枕直后位。其分娩方式如下。

(1)胎头俯屈较好:胎头继续下降,前囟先露抵达耻骨联合下时,以前囟为支点,胎头继续俯屈使顶部及枕部自会阴前缘娩出。继之胎头仰伸,相继由耻骨联合下娩出额、鼻、口、颏。此种分娩方式为枕后位经阴道分娩或产钳助产最常见的方式。

(2)胎头俯屈不良:胎头额部披露,当鼻根出现在耻骨联合下时,以鼻根为支点,胎头先俯屈,从会阴前缘娩出前囟、顶部及枕部,然后胎头仰伸,使鼻、口、颏部相继由耻骨联合下娩出。因胎头以较大的枕额周径旋转,胎儿娩出更加困难,若胎头下降双顶径已达坐骨棘平面或坐骨棘以下 3 cm、无头盆不称,可加强产力行产钳助产,否则应积极以剖宫产结束分娩。

2.枕横位

部分枕横位于下降过程中无内旋转动作,或枕后位胎头枕部仅向前旋转 45°成为持续性枕横位。若胎头下降双顶径已达坐骨棘平面或坐骨棘以下 3 cm、无头盆不称,可加强产力,徒手或用胎头吸引器将胎头转成枕前位娩出,否则应积极以剖宫产结束分娩。

第四节　臀　先　露

一、概述

臀先露是最常见的异常胎位,占妊娠足月分娩总数的 3%~4%。臀先露的胎儿位于母体纵轴上,胎头在子宫底部,先露部为胎儿的臀、足或膝。分娩时易发生后出胎头困难、脐带脱垂等,从而增加围生儿死亡率。

二、原因

易发生臀先露的原因有:①孕龄小,羊水相对多;②宫腔形态的改变,如双子宫等各种类型的畸形子宫、较大的子宫肌瘤;③羊水过多、多胎妊娠、腹壁松弛,胎儿在宫腔中自由活动加大;④前置胎盘、骨盆狭窄影响胎头入盆;⑤胎儿畸形,如脑积水和无脑儿。

三、临床表现

孕妇常感肋下有圆而硬的胎头。由于胎臀不能紧贴子宫下段及子宫颈,常导致子宫收缩乏力,子宫颈扩张缓慢,致使产程延长。

根据两下肢所取的姿势不同,分为 3 类。

(一)单臀先露

胎儿双髋关节屈曲,双膝关节直伸,以臀部为先露,又称腿直臀先露,此类最多见。

(二)完全臀先露

胎儿双髋关节及膝关节均屈曲,犹如盘膝坐,以臀部和双足为先露,又称混合先露,较多见。

(三)不完全臀先露

以一足或双足、一膝或双膝,或一足一膝为先露,膝先露是暂时的,产程开始后转为足先露,此类较少见。

四、诊断要点

(一)腹部检查

子宫呈纵椭圆形,胎体纵轴与母体纵轴一致。在子宫底部可触到圆而硬、按压有时有浮球感的胎头。在耻骨联合上方可触到不规则、软而宽的胎臀,胎心听诊位置较高,在脐左(或右)上方听得最清楚。

(二)阴道检查

可触及软而不规则的胎臀、足或膝。宫口扩张 2 cm 以上且胎膜已破时,可直接触到胎臀、外生殖器及肛门。同时应注意发现有无脐带脱垂。

1.臀先露与颜面的鉴别

(1)肛门与两坐骨结节呈一直线,而口与两颧骨呈一等边三角形。

(2)手指放入肛门时有环状括约肌的收缩感,指尖上有胎粪。

(3)手指放入口内可触及齿龈、下颌骨,有吸吮动作。

2.胎足与胎手的鉴别

(1)胎足趾短而平齐,拇指特别粗,且有足跟。

(2)胎手指长,拇指与其余四指粗细相近,指端不平齐。

(三)B超检查

(1)诊断胎头有无仰伸即望星式。胎头过度仰伸使胎头入盆的径线增加而下降受阻。经阴道分娩可致胎儿损伤,包括颈椎脱位和脊髓横断。

(2)测量双顶径、胸腹围及股骨长度以估计胎儿大小。

(3)了解胎儿有否畸形。

(4)确定臀位类型。

(5)有无脐带先露。

五、治疗

(一)妊娠期

妊娠30周前,臀先露多能自行转为头先露。若妊娠30周后仍为臀先露,可予以矫正。既往矫正方法有:胸膝卧位;激光照射或艾灸至阴穴;外倒转术。但前两者缺乏明确的循证证据,唯有外倒转术得到循证研究的肯定。

1.外倒转术的效果

受过训练的施术者实施外倒转术的成功率约为50%,但存在个体差异。

2.外倒转术的时机

国内认为于妊娠32～34周时,可行外倒转术,因有发生胎盘早剥、脐带缠绕等严重并发症的可能,应用时要慎重。

3.外倒转术的步骤

(1)术前半小时口服利托君10 mg。

(2)行外倒转术时,最好在B超监测下进行。

(3)孕妇平卧,露出腹壁。查清胎位,听胎心率。

(4)松动胎先露部:两手插入先露部下方向上提拉,使之松动。

(5)转胎:两手把握胎儿两端,一只手将胎头沿胎儿腹侧轻轻向骨盆入口推移,另一只手将胎臀上推,与推胎头动作配合,直至转为头先露。动作应轻柔,间断进行。若术中或术后发现胎动频繁而剧烈、胎心率异常,应停止转动并退回原胎位,并且要观察半小时。

(二)分娩期

应根据孕妇年龄、身体条件、孕周大小、胎产次、胎儿大小、胎儿是否存活、臀先露姿势、孕妇本人及家属意愿等决定分娩方式。

1.剖宫产指针

胎儿体重≥3 500 g 或 B 超检查胎儿双顶径>9.5 cm;骨盆狭窄或头盆不称;软产道异常;B 超提示胎头仰伸位;脐带先露、足先露或膝先露;胎膜早破;胎儿窘迫;高龄初产;瘢痕子宫;既往难产史或新生儿产伤史、妊娠合并症等。

2.阴道分娩条件

孕龄≥36 周,单臀先露,胎儿体重 2 500~3 500 g;无胎头仰伸;骨盆大小正常;无其他剖宫产指征。

臀先露经阴道分娩对胎儿损伤较大,可适当放宽剖宫产指征。如遇入院时即宫口开全等急症情况下,可经阴道试产。

六、注意事项

(1)妊娠 30 周以后产前检查时,单臀位容易误诊为头位,当胎位不能确定时,应及时超声检查确定胎位。

(2)剖宫产或经阴分娩娩出胎臀时,因为新生儿股骨的上、中 1/3 交界处为着力薄弱点,所以勿勾住大腿强行牵引,以免引起骨折。

(3)臀位经阴分娩时,为防止双手上举,胎臀娩出后应旋转胎体娩出双肩及上肢;若发生手上举,应该用一只手继续向上牵拉胎儿双脚,另一只手的两根手指沿着上臂摸到手肘。这两根手指平行于上臂放置,并夹住上臂,使其向下滑,从外阴娩出。剖宫产时也应采用上述手法。

(4)臀先露阴道分娩时必须非常谨慎,严格把握指征,需由有经验的医师处理。

(5)臀位剖宫产若是足先露,握住双足娩出则不易发生骨折,但娩出双足往外牵拉时应避免盲目用力;若是单足先露,则牵出单足后向外缓慢牵拉至胎臀露出,再勾住胎儿双侧腹股沟往外牵拉,直至另一胎足娩出宫腔。

(6)胎儿下肢脱至阴道或阴道外,可选择古典式剖宫产术,手娩胎头,再相继娩出胎体余部。如术前估计不足,以致错误施行子宫下段横切口,可试行将胎儿肢体牵出骨盆,即上提股骨,屈髋、屈膝,若肢体嵌入盆腔无法缓解,不得不行倒

T 形切口,应先娩出胎头,操作应轻巧,忌施暴力。

第五节 肩 难 产

一、概述

肩难产是指胎头娩出后,胎儿前肩为被嵌顿在耻骨联合上方,用常规助产方法不能娩出胎儿双肩。肩难产发生突然,情况紧急,若处理不当,将导致母婴严重并发症。其发生率因胎儿体重而异,胎儿体重为 2 500～4 000 g 时发生率为 0.3%～1%,4 000～4 500 g 时,发生率为 3%～12%,≥4 500 g 时为 8.4%～14.6%。

二、高危因素

(一)产前高危因素

(1)巨大胎儿。

(2)既往有肩难产病史。

(3)妊娠期糖尿病。

(4)过期妊娠。

(5)孕妇骨盆解剖结构异常,如扁平骨盆或耻骨弓位置过低。

(6)无脑儿、联体双胎、胎儿颈部肿瘤、胎儿水肿等。

(二)分娩时高危因素

(1)分娩过程中表现为胎头下降缓慢,活跃期阻滞,随后发生第二产程延长者。

(2)使用胎头吸引器或产钳助产。

(3)助产不当,如强硬牵拉胎头、按压子宫底或过早协助胎头外旋而阻碍胎肩的娩出。

(4)宫缩乏力。

三、诊断要点

分娩过程中最初表现为胎头下降缓慢,随后发生第二产程延长者,提示可能发生肩难产。肩难产为产科急症。胎头娩出后,不能完成复位、外旋转,而胎颈回缩、胎儿下颏紧贴产妇会阴部,形成"乌龟征"。此时双肩径位于骨盆入口上方。若能除外胎儿畸形即可诊断肩难产。

四、治疗

肩难产的处理原则如下。

(1)立即请求援助,请有经验的产科医师及新生儿科医师到场协助抢救。

(2)同时做好新生儿复苏抢救准备。

(3)排空膀胱,麻醉下行足够的会阴切开或延长原会阴切口以便助产。

五、注意事项

(1)各机构均制定本机构的肩难产诊治流程,明确各成员的责任,并进行演练。一旦发生肩难产,应立即呼叫,请有经验的产科医师、新生儿科医师及麻醉师到场协同抢救,迅速有效地进行处理,尽量控制时间在 4~6 分钟。

(2)超过 50% 的肩难产发生于正常体重的新生儿,且无法预测。

(3)估计胎儿体重>4 500 g 或者糖尿病孕妇估计胎儿体重>4 250 g 应选择性剖宫产。

(4)胎体牵引时应用力适当并与产力同步,并沿胎儿颈椎或脊柱轴线方向牵拉胎头。因牵拉和旋转胎头时使用暴力或使颈部过度侧屈和旋转,可使臂丛神经处于高度紧张状态,如突然暴力牵引或加大旋转幅度神经损伤概率更大。

(5)新生儿并发症包括肩难产相关的臂丛神经损伤,锁骨和肱骨骨折。严重的肩难产可能会导致缺血缺氧性脑病,甚至死亡。因此,应当做好积极的新生儿复苏抢救措施。

(6)臂丛损伤表现为肩下垂,上肢不能外展和伸直,肘关节屈曲和前臂旋前畸形。

(7)肩难产时,产妇最常见的并发症是软组织损伤,会阴三度及四度裂伤发生率增加,并可继发阴道直肠瘘。应及时发现并缝合,预防产后出血及产褥感染。

(8)做好医患沟通及处理记录。即使按照规范的处理流程,肩难产的不良妊娠结局也容易导致医疗纠纷,从而造成医院甚至医师的损失。因此,需充分告知产妇及其家属肩难产的并发症,包括短期及远期并发症,使产妇及家属在充分了解病情的情况下,选择进一步的处理方案。肩难产处理过程中,及时并详细记录处理的信息,包括如何诊断肩难产、医患沟通的谈话记录、尝试解决肩难产的方法及时间、胎头娩出时间、胎儿娩出时间、参与的工作人员及到达时间,以及新生儿出生时状况(新生儿评分、描述新生儿身上可能出现的瘀斑或损伤情况、脐带血的 pH)等。

第六节　横位、忽略性横位

一、概述

当胎体横卧于骨盆入口以上,其纵轴与母体纵轴相垂直,先露部为肩时,称为横位。占妊娠足月分娩总数的 0.25%。以肩胛骨为指示点,分为肩左前、肩左后、肩右前、肩右后 4 种胎位。横位是最不利于分娩的胎位。足月活胎不可能经阴道自然娩出。若不及时处理,容易造成子宫破裂,威胁母儿生命。

二、常见原因

横位常见于:①经产妇腹壁松弛,使子宫前倾胎体纵轴偏离骨产道;②早产儿尚未转至头先露;③前置胎盘;④骨盆狭窄;⑤子宫异常或肿瘤;⑥羊水过多。

三、临床表现

(一)横位

横位易发生胎膜早破及宫缩乏力。胎体嵌顿于骨盆上方,使子宫颈不能开全;脐带及上肢脱垂,增加了胎儿窘迫及死产的机会。

(二)忽略性横位

忽略性横位发生于胎膜早破后,随着产程进展,胎肩被挤入骨盆入口,胎儿颈部进一步侧弯,使胎头折向胎体腹侧,嵌顿在一侧髂窝,胎臀则嵌顿在对侧髂窝或折叠在宫腔上部,胎肩先露侧上肢脱垂入阴道,直接阻碍产程进展。此时若宫缩过强,可形成病理性缩复环,有子宫破裂的风险。

忽略性横位时,妊娠足月的死胎及活胎均无法经阴道自然娩出,因此增加了母体手术术中术后出血、感染等机会。

四、诊断要点

(一)腹部检查

(1)子宫呈横椭圆形,子宫横径较正常妊娠宽,子宫底高度低于孕周,子宫底部及耻骨联合上方空虚。

(2)母体腹部一侧触及胎头,另一侧触及胎臀。胎心在脐周两侧最清楚。

(二)肛门检查或阴道检查

胎膜未破者不易查清胎位,但横位临产后胎膜多已破裂。若宫口已扩张,阴道检查可触到肩胛骨或肩峰、锁骨、肋骨及腋窝,并以此判断胎位。当胎头位于母体右侧,肩胛骨朝向后方,则为肩右后位。因检查者只能与胎儿同侧的手相握,因此胎手若已脱出于阴道口外,可用握手法鉴别胎儿左、右手。

(三)B超检查

通过胎头、脊柱、胎心等检测,能准确诊断肩先露,并能确定胎位。

五、治疗

(一)妊娠期

定期产前检查,尽早发现,以利于应对分娩处理。

(二)分娩期

横位最佳分娩方式为剖宫产。具体应根据胎产次、胎儿大小、胎儿是否存活、宫口扩张程度、胎膜是否破裂、有无并发症等,综合判断决定分娩方式。

(1)足月活胎、>38周或临产后行剖宫产术。

(2)经产妇、足月活胎首选剖宫产术。若宫口开大 5 cm 以上,破膜不久,羊水未流尽,可在硬膜外麻醉或全麻下行内转胎位术,转成臀先露,待宫口开全助产娩出。

(3)双胎足月活胎,一胎儿娩出后第二胎儿变成肩先露,可行内转胎位术。

(4)出现先兆子宫破裂或有子宫破裂征象,无论胎儿死活,均应立即行剖宫产术。术中若发现宫腔感染严重,应将子宫一并切除。

(5)胎儿已死,无先兆子宫破裂征象,若宫口近开全,在全麻下行断头术或碎胎术。术后应常规检查子宫下段、子宫颈及阴道有无裂伤。若有裂伤应予以及时缝合,注意防治产后出血,给予抗生素预防感染。

六、注意事项

(1)剖宫产手术前明确胎儿头、臀、背的位置,以便胎儿娩出困难时容易找到胎足。

(2)在横位剖宫产术中可能遇到胎儿取出困难而致胎儿损伤,为避免这一问题,可以采用腹内转胎技术:在切开子宫之前,术者抓住胎儿两端,轻柔引导使胎儿先露部进入骨盆,一旦转胎成功,原位固定胎儿,迅速切开子宫,娩出胎头或胎足。如果未行腹内转胎或转胎未成功,取胎时通常采用旋转胎足以取出胎儿,但切开子宫后子宫收缩变硬,宫内操作通常有困难,可立即使用子宫松弛剂。

(3)横位剖宫产,如胎背向上,行臀牵引多无困难,若胎背向下,胎头及下肢折叠于子宫腔的较高部位,术者应将手伸向宫腔,沿胎臀伸向胎足,握住胎足缓慢牵引娩出子宫。

第十三章 分娩期并发症

第一节 产后出血

一、概述

产后出血仍是目前我国孕产妇死亡的首要原因。避免产后出血所导致的孕产妇死亡的关键在于早期诊断和正确处理。同时,预防产后出血的发生也是降低其所致孕产妇死亡的重要措施之一,因此本节也介绍了产后出血的各项预防措施。

二、临床表现

(一)症状

出血量<1 000 mL常无明显症状,当出血量超过血容量的20%才可出现早期失血性休克的表现。失血性休克的相关症状包括头晕、乏力、心悸等,患者的神志在早期可呈兴奋、烦躁、焦虑或激动,严重出血可表现为表情淡漠、意识模糊,甚至昏迷。然而,患者所表现出的临床症状的严重程度在很大程度上取决于个体的失血量、血容量、贫血情况等。临床症状的严重程度与失血量的多少不一定成正相关,需注意的是血容量与体重、是否贫血、有无子痫前期等密切相关。

(二)体征

(1)阴道流血:不同原因所致的阴道流血的表现形式不同。如胎儿娩出后立即出现的阴道流血,色鲜红,应考虑软产道裂伤;胎儿娩出几分钟后流血,色较暗,应考虑为胎盘因素;胎盘娩出后流血,多为宫缩乏力或胎盘胎膜残留;持续性阴道流血且血液不凝固,考虑凝血功能障碍。

(2)皮肤:面颊、口唇和皮肤色泽呈苍白或青紫,四肢冰冷。

（3）心率和脉搏：心率和脉搏增快。

（4）血压：休克前孕妇血压可逐渐下降，其变化常不明显；严重产后出血才表现为低血压、脉差缩小，休克指数＞1。如果休克指数＞1.5，常提示非常严重的出血。

（5）尿量：严重大出血时尿量减少。

三、诊断要点

（一）诊断标准

（1）产后出血：胎儿娩出后 24 小时内，阴道分娩者出血量≥500 mL 或剖宫产分娩者出血量≥1 000 mL。

（2）严重产后出血：胎儿娩出后 24 小时内，阴道出血量超过 1 000 mL。

（3）难治性产后出血：经子宫收缩药、持续性子宫按摩或按压等保守措施仍无法止血，需要外科手术、介入治疗甚至切除子宫予以处理的严重产后出血。

（二）失血量的估计方法

诊断产后出血的关键在于对失血量有正确的测量和估计，方法多样，可综合评估。

（1）称重法：敷料使用前后的重量差值即为出血量，注意应除去冲洗液、消毒液和尿的重量。

（2）容积法：用专用的容器接血，再以量杯测量出血量。

（3）面积法：接血纱布单层（干）每 50 cm²（约 7.07 cm×7.07 cm）血湿面积约等于 1 mL 血液（估计），现手术室常用纱布大小为 42 cm×30 cm，干纱布被血液浸湿后血量 25～30 mL（根据浸湿程度而定）。

（4）休克指数法：休克指数＝心率/收缩压（mmHg）。

（5）血红蛋白含量测定：血红蛋白每下降 10 g/L，失血 400～500 mL。但是在产后出血早期，由于血管收缩，储存血进入循环血液中，血红蛋白值常不能准确反映实际出血量。

（6）监测生命体征、尿量和精神状态。

四、预防

（一）加强产前保健

产前积极治疗基础疾病，充分认识产后出血的病因和高危因素。高危孕妇尤其是凶险性前置胎盘、胎盘植入者，应于分娩前转诊到有输血和抢救条件的上级医院分娩。

(二)积极处理第三产程

能够有效降低产后出血量和发生产后出血的危险度。

(1)预防性使用子宫收缩药:首选缩宫素,使用方法为头位胎儿前肩娩出后、胎位异常胎儿全身娩出后、多胎妊娠最后一个胎儿娩出后予以缩宫素 10 U 加入 500 mL 液体中,以 100~150 mL/h 静脉滴注或肌内注射。预防剖宫产产后出血还可考虑使用卡贝缩宫素 100 μg 单剂量静脉推注。如果缺乏缩宫素,也可选择使用麦角新碱或前列腺素制剂。

(2)延迟钳夹脐带和控制性牵拉脐带:胎儿娩出后 1~3 分钟再钳夹脐带。仅在怀疑胎儿窒息而需要及时娩出并抢救的情况下才考虑娩出后立即钳夹并切断脐带。

控制性牵拉脐带以协助胎盘娩出并非预防产后出血的必要手段,仅在接生者熟练牵拉方法且认为确有必要时选择性使用。

(3)预防性子宫按摩:预防性使用宫缩剂后,不常规进行预防性的子宫按摩来预防产后出血。但是,接生者应该在产后常规触摸子宫底,了解子宫收缩情况。如果子宫收缩差,应持续按摩或按压子宫,并加强宫缩。

(三)密切观察产妇的情况

产后 2 小时或有高危因素者产后 4 小时是发生产后出血的高危时段,应密切观察子宫收缩情况、出血量多少,以及产妇生命体征等,并应及时排空膀胱。宫缩差者需按摩子宫,必要时双合诊按压。

五、治疗

(一)一般治疗

(1)呼救:向有经验的助产士、上级产科医师、麻醉医师等求助。

(2)建立双静脉通道,积极补充血容量。

(3)合血并通知血库和检验科做好准备。

(4)监测出血量和生命体征,留置尿管,记录尿量。

(5)保持气道通畅,必要时给氧。

(6)实验室检查(血常规、凝血功能、肝肾功能等)并动态监测。

(二)病因治疗

1.子宫收缩乏力的处理

(1)子宫按摩或压迫法:可采用经腹按摩或经腹经阴道联合按压,按摩时间以子宫恢复正常收缩并能保持收缩状态为止,要配合应用子宫收缩药。

(2)应用子宫收缩药。①缩宫素:10 U 肌内注射,或子宫肌层或子宫颈注射,再以 10～20 U 加入 500 mL 晶体液中静脉滴注,给药速度根据患者的反应调整,常规速度 250 mL/h,约 80 mU/min。大剂量应用时可引起高血压、水中毒和心血管系统不良反应;快速静脉注射未稀释的缩宫素,可导致低血压、心动过速和(或)心律失常,禁忌使用。24 小时总量应控制在 60 U 内。②卡贝缩宫素:使用方法同预防产后出血,对于已经控制的产后出血,仍可考虑使用 100 μg 卡贝缩宫素来维持较长时间的子宫收缩。③卡前列素氨丁三醇:250 μg 深部肌内注射或子宫肌层注射,3 分钟起作用,30 分钟作用达高峰,可维持 2 小时;必要时重复使用,总量不超过 2 000 μg。哮喘、心脏病和青光眼患者禁用,高血压患者慎用;不良反应轻微,偶尔有暂时性的恶心、呕吐等。④麦角新碱、米索前列醇及其他前列腺素制剂:在没有明显禁忌证的时候均可使用。

(3)止血药物:氨甲环酸,1 次 0.25～0.5 g 静脉滴注或静脉注射,1 天 3～4次。如合并凝血功能异常,需补充凝血因子等。

(4)手术治疗:在上述处理效果不佳时,可根据患者情况和医师的熟练程度选用宫腔填塞、子宫压迫缝合术、盆腔血管结扎、经导管动脉栓塞术、子宫切除术等手术方法。

2.产道损伤的处理

(1)缝合时注意恢复原解剖结构,注意有无多处损伤。

(2)损伤严重者,尽早呼叫有经验的上级医师协助诊治,必要时麻醉下进行缝合,充分暴露手术视野。

(3)如发生子宫内翻,产妇无严重休克或出血,子宫颈环尚未缩紧,可立即将内翻子宫体还纳,还纳困难者可在麻醉后还纳。还纳后静脉滴注缩宫素,直至宫缩良好后将手撤出。如经阴道还纳失败,可改为经腹子宫还纳术;如果患者血压不稳定,在抗休克同时行还纳术。

(4)如发生子宫破裂,立即开腹行手术修补或行子宫切除术。

3.胎盘因素的处理

胎儿娩出后,在规定时限内尽量等待胎盘自然娩出。①胎盘滞留伴出血:对胎盘未娩出伴活动性出血者,可立即行人工剥离胎盘术,并加用强效子宫收缩药。②胎盘残留:对胎盘、胎膜残留者,应用手或器械清理,动作要轻柔,避免子宫穿孔。有条件者可在 B 超监测下清宫,清宫时如果出血凶猛,应当迅速停止手术并压迫止血,尽快输液,必要时输血。③胎盘植入。④凶险性前置胎盘。

4.凝血功能障碍的处理

(1)凝血因子:一旦确诊,应迅速补充相应的凝血因子,目标是维持凝血酶原时间及活化凝血酶原时间均<1.5倍平均值,并维持纤维蛋白原水平在1 g/L以上。常用冷沉淀、新鲜冰冻血浆、血小板、凝血酶原复合物、纤维蛋白原等。

(2)血小板:产后出血尚未控制时,若血小板低于50×10^9/L或血小板降低出现不可控制的渗血时,则需考虑输注血小板。治疗目标是维持血小板水平在50×10^9/L以上。

(3)新鲜冰冻血浆:使用剂量为10～15 mL/kg。严重大出血者或休克患者,迅速补充600～1 000 mL新鲜冰冻血浆。

(4)冷沉淀:纠正纤维蛋白原缺乏(<1.5 g/L),常用剂量为1～1.5 U/10 kg。

(5)纤维蛋白原:输入纤维蛋白原1 g可提升血液中纤维蛋白原0.25 g/L,1次可输入纤维蛋白原4～6 g。

(三)输血治疗

提倡成分输血,结合临床实际情况,掌握好输血的指征,既要及时、合理地输血,又要尽量减少不必要的输血及其带来的相关不良结局。

(1)红细胞悬液:血红蛋白>100 g/L可不考虑输红细胞,血红蛋白<70 g/L应考虑输血,而血红蛋白<60 g/L几乎都需输血。如果出血较为凶险且出血尚未完全控制或继续出血的风险较大,可适当放宽输血指征,应尽量维持血红蛋白>80 g/L。每输注2个单位红细胞可使血红蛋白水平提高约10 g/L。

(2)凝血因子:补充方法同凝血功能障碍的处理。

六、注意事项

(1)有些产妇即使未达到产后出血的诊断标准,也会出现严重的病理生理改变,如子痫前期、妊娠合并贫血、脱水或身材矮小的产妇等,这些孕妇的血容量常常较少,应尤其重视。

(2)同样的失血量,不同体重孕妇的结局不同,体重重者血容量更多。最好能计算出失血量占总血容量的百分数,妊娠末期总血容量(L)的简易计算方法为孕末期体重(kg)×7%×(1+40%),或非孕期体重(kg)×10%。

(3)失血速度也是反映病情轻重的重要指标,重症的情况包括:失血速度>150 mL/min;3小时内出血量超过血容量的50%;24小时内出血量超过全身血容量。

（4）产后出血时一定要反应迅速。呼救、建立两条以上静脉通道、止血、合血、尽早抗休克治疗等同时进行，避免产妇出现失代偿。

第二节 羊 水 栓 塞

一、概述

羊水栓塞是指在分娩过程中羊水中的有形成分突然进入母体血循环，引起肺栓塞、过敏性休克、弥散性血管内凝血、肾衰竭甚至猝死的一系列病理改变，是严重的分娩期并发症；其发病率为 6/10 万～4/10 万，产妇死亡率为 $70\%～80\%$。

二、高危因素

（一）基本条件

羊水栓塞的发生需具备三个基本条件：羊膜腔内压力增高、胎膜破裂、子宫颈或子宫体损伤处有开放的静脉或血窦。

（二）发生羊水栓塞的高危因素

（1）高龄产妇及经产妇。

（2）双胎或多胎妊娠。

（3）胎膜早破或人工破膜史。

（4）各种原因导致的宫缩过强。

（5）胎盘早期剥离、前置胎盘、子宫破裂。

（6）手术生产。

三、临床表现

（一）症状体征

羊水栓塞多数发生在分娩过程中，一般发生在第一产程末、第二产程宫缩较强时，有时也发生在胎儿娩出后的较短时间内。也有可能发生在中期引产（如钳夹术）或人工破膜操作过程中。突然发作的低血压、低血氧及凝血功能障碍为羊水栓塞的典型临床表现。

(1)休克:产程中出现烦躁不安、恶心、呕吐、气急等先兆症状,继而出现呛咳、胸痛、呼吸困难、发绀,心率加快,面色苍白、四肢厥冷,血压下降等。严重者发病急骤,甚至无先兆症状,可于数分钟内猝死。轻微者仅表现为动脉血氧饱和度突然下降。

(2)大量出血:较短时间内发生难以控制的全身广泛性出血,大量阴道流血、切口渗血、全身皮肤黏膜出血,甚至出现消化道大出血。

(3)急性肾衰竭:在羊水栓塞后期出现少尿或无尿和尿毒症的表现。

(二)辅助检查

(1)心电图:提示右心房、右心室扩大,可伴有 T-ST 变化。

(2)胸片:提示肺水肿,表现为圆形或密度不均的片状阴影,沿肺门周围分布,伴有右心扩大。

(3)动脉血气:代谢性酸中毒或呼吸性酸中毒,或混合型酸中毒,动脉血氧分压下降,动脉血二氧化碳分压升高。

(4)DIC 相关检查:血小板迅速减少、凝血酶原时间及活化部分凝血活酶时间延长、纤维蛋白原$<1.5 \text{ g/L}$、纤维蛋白降解产物$>20 \text{ mg/L}$、3P 试验$(+)$。

在基层医院可采用试管法粗测纤维蛋白原:如凝血时间<6 分钟,提示纤维蛋白原正常;$6\sim30$ 分钟或凝血后溶解,提示纤维蛋白原 $1\sim1.5 \text{ g/L}$;如>30 分钟不凝血,提示纤维蛋白原$<1.0 \text{ g}$。

四、诊断要点

羊水栓塞是可以根据临床表现作出快速诊断的疾病,及时识别羊水栓塞是抢救成功的关键。根据分娩(或者钳刮及破水)期间出现的上述临床表现,即可作出初步诊断,并立即进行抢救。情况允许时可完善如心电图、胸片、动脉血气等辅助检查,以帮助诊断及观察病情的进展情况。

五、鉴别要点

(一)心源性猝死

此类患者绝大多数有器质性心脏病,大多数为恶性心律失常引起,可有过度劳累或电解质失衡等诱因。

(二)肺栓塞

长期卧床、手术创伤是肺栓塞的高危因素,深静脉血栓突然脱落是肺栓塞的常见原因。一般以呼吸困难为主要临床表现。

(三)脑栓塞

细菌性心内膜炎时附壁血栓脱落,脑血栓形成。多见于高血压或血黏稠度高的患者。

(四)过敏性休克

一般情况下见于抗生素过敏患者,可伴有全身过敏性表现。

(五)失血性休克

出血量应该与休克程度相符,出血量多时才出现凝血功能异常。而羊水栓塞的特点是出血早期即出现凝血功能障碍。

(六)急性左心衰及肺水肿

多有心脏病病史,可有输液过快、应激、高血压等诱因。有急性心力衰竭的临床表现,如咳粉红色泡沫痰、听诊肺底有湿啰音等。

六、治疗

羊水栓塞抢救成功的关键在于早诊断、早处理,最初阶段主要是抗休克、抗过敏,解除肺动脉高压,纠正缺氧及心力衰竭。DIC 早期阶段应积极补充凝血因子,晚期注意抗纤溶治疗。少尿或无尿阶段要及时应用利尿剂。在基层医院尽早处理妊娠子宫也是抢救成功的关键。

(一)抗过敏

一旦怀疑羊水栓塞,可立即给予地塞米松 40 mg,其中 20 mg 静脉注射,20 mg 静脉滴注。也可给予氢化可的松 200 mg 加于 10％葡萄糖 100 mL 快速静脉滴注,之后给予 300～800 mg 加于 5％葡萄糖 250～500 mL 静脉滴注,每天用量为 500～1 000 mg。

(二)改善低氧血症

面罩供氧,及早进行机械通气,改善脑缺氧及其他组织缺氧。

(三)解痉

(1)前列地尔(1 μg/mL)静脉泵入,10 mL/h。

(2)罂粟碱 60 mg＋25％葡萄糖液 20 mL 缓慢静脉推注,每天用量不超过 300 mg。

(3)氨茶碱 250 mg 加于 10 mL 葡萄糖液中静脉推注,可松弛支气管平滑肌及冠状动脉血管。

(4)心动过缓时给予阿托品 1 mg 静脉推注,每 10～20 分钟重复 1 次。

(四)抗休克

(1)补充血容量:快速输注晶体液补充前负荷,尽快补充红细胞及新鲜血浆,监测中心静脉压以指导补液速度。

(2)升压药物:多巴胺 40 mg 加于 5％葡萄糖液 250 mL 中静脉滴注,以 20 滴/分开始,根据病情调节滴速。

(五)防治 DIC

(1)肝素:DIC 的高凝期(羊水栓塞发生 10 分钟以内)一般可用肝素 50 mg 加于生理盐水 100 mL 静脉滴注,1 小时滴完。此阶段往往不易捕捉到,如应用肝素导致出血,可给予鱼精蛋白 1 mg 对抗肝素 100 IU。

(2)凝血物质:在疾病的后期应补充凝血物质,包括新鲜血、血浆、纤维蛋白原、血小板、凝血酶原复合物。纤维蛋白原每补充 3～4 g,可使血浆纤维蛋白原上升 1 g/L。

(3)抗纤溶药物:D-二聚体或纤维蛋白降解产物升高时需进行抗纤溶治疗,可用氨甲环酸 1 g 静脉滴注,必要时重复给药。也可用 6-氨基己酸 4～6 g 加于 5％葡萄糖或生理盐水 100 mL 静脉滴注。

(六)防治心力衰竭

可用快速洋地黄制剂静脉注射,毛花苷 C 0.2～0.4 mg 稀释于 25％葡萄糖液 20 mL,静脉注射,必要时 4～6 小时重复 1 次。辅以呋塞米 20～40 mg 静脉注射,以防治心力衰竭。

(七)纠正酸中毒

常用 5％碳酸氢钠 250 mL 静脉滴注。

(八)抗生素的应用

应选用对肾脏毒性较小的广谱抗生素,剂量要大。

(九)产科处理

原则上应在产妇呼吸循环功能得到明显改善,并已纠正凝血功能障碍后进行。在第一产程发病时,应立即考虑剖宫产以去除病因,防止病情恶化。在第二产程发病时,应在抢救产妇的同时,及时阴道助产结束分娩。对一些无法控制的产后出血,即使在休克状态下,亦应在抢救休克的同时尽早行子宫全切术。

七、注意事项

(1)羊水栓塞为产科第一急症,对高危患者的识别和疾病早期的及时诊断是抢救成功的关键。医疗机构应制定本单位的羊水栓塞紧急抢救流程并进行全员培训,定期进行应急演练。一旦怀疑羊水栓塞,应立即启动抢救流程。

(2)及时的产科处理对于抢救成功与否极为重要。羊水栓塞发生于胎儿娩出前,应积极改善呼吸循环功能、防止 DIC、抢救休克等。如发生于胎儿娩出后,应密切注意出血情况,如有大出血且血液不凝者,应立即行子宫切除术。

(3)对于缩宫素的应用目前尚有争议,如尚未分娩,应立即停止使用缩宫素,但产后为防止大出血,权衡利弊还是使用缩宫素为宜。

(4)强调多学科合作的重要性:羊水栓塞的抢救需以产科医师为主导,麻醉科医师的气道开放、液体支持治疗、维持生命体征,以及内科医师对于心、脑、肾等重要脏器的保护治疗都对改善疾病预后有重要作用。

(5)注意及时进行医患沟通,需有专人告知家属疾病的危急程度及治疗进展,尽量减少医疗纠纷。

第三节 子宫破裂

一、概述

子宫破裂是指在妊娠晚期或分娩期子宫体部或子宫下段发生裂开,是危及母儿生命的严重并发症,近年来随着剖宫产率、宫腔手术的增加有上升趋势。

二、高危因素

(1)瘢痕子宫:如剖宫产术、子宫腺肌瘤或肌瘤切除术、子宫角或间质部切除术后,尤其前次切口愈合不良、剖宫产后间隔时间过短再次妊娠者,临产后发生子宫破裂的危险性更大。

(2)梗阻性难产:主要见于高龄孕妇、头盆不称、软产道阻塞、胎位异常等均可因胎先露下降受阻,为克服阻力子宫强烈收缩,使子宫下段过分伸展变薄发生子宫破裂。

(3)子宫收缩药使用不当:不当的使用子宫收缩药,可导致子宫收缩过强造成子宫破裂。

(4)产科手术损伤:中-高位产钳牵引、毁胎术、穿颅术可因器械、胎儿骨片损伤子宫导致子宫破裂,强行剥离植入性胎盘或严重粘连胎盘,也可引起子宫破裂。

(5)其他子宫发育异常或多次宫腔操作,局部肌层菲薄可导致子宫破裂。

三、临床表现

子宫破裂多发生于分娩期,部分发生于妊娠晚期。按其破裂程度,分为完全性破裂和不完全性破裂,子宫破裂发生通常是渐进的,多数由先兆子宫破裂进展为子宫破裂。

(一)先兆子宫破裂表现

(1)子宫呈强直性或痉挛性过强收缩,产妇烦躁不安,呼吸、心率加快,下腹剧痛难忍,出现少量阴道流血。

(2)因胎先露部下降受阻,子宫收缩过强,子宫体部肌肉增厚变短,子宫下段肌肉变薄拉长,在两者间形成环状凹陷,称为病理性缩复环。可见该环逐渐上升达平脐或脐上位置,压痛明显。

(3)膀胱受压充血,出现排尿困难及血尿。

(4)因宫缩过强、过频,胎儿触不清,胎心率加快或减慢或听不清。

(5)胎心监护显示重度变异减速或延长减速。

(二)子宫破裂

(1)不完全性子宫破裂:子宫肌层部分或全层破裂,但浆膜层完整,宫腔与腹腔不相通。多见于子宫下段剖宫产切口瘢痕破裂,常缺乏先兆破裂症状,仅在不全破裂处有压痛,体征也不明显。若破裂口累及两侧子宫血管,可导致急性大出血或形成阔韧带内血肿,查体可在子宫一侧扪及逐渐增大且有压痛的包块,多有胎心率异常。

(2)完全性子宫破裂:子宫肌壁全层破裂,宫腔与腹腔相通,称为完全性子宫破裂。继先兆子宫破裂症状后,产妇突感下腹一阵撕裂样剧痛,子宫收缩骤然停止。腹痛稍缓和后,待羊水、血液进入腹腔,又出现全腹持续性疼痛,并伴有低血容量休克的征象,胎心、胎动消失。阴道检查可有鲜血流出,胎先露部升高,开大的子宫颈口缩小。

四、诊断要点

典型子宫破裂根据病史、症状、体征容易诊断。结合前次剖宫产史、子宫下段压痛、胎心异常、胎先露部上升、子宫颈口缩小等均可确诊。B超检查能协助确定破口部位及胎儿与子宫的关系。胎心率加快或减慢或听不清,胎心监护显示重度变异减速或延长减速。

五、鉴别要点

(一)胎盘早剥

常伴有妊娠期高血压疾病史或外伤史,子宫呈硬板状,胎位不清,阴道出血与贫血程度不成正比,B超检查常有胎盘后血肿或胎盘明显增厚。

(二)难产并发腹腔感染

有产程长、多次阴道检查史,腹痛及腹膜炎体征;阴道检查胎先露部无上升、子宫颈口无回缩;查体及B超检查发现胎儿位于宫腔内、子宫无缩小;患者常有体温升高和白细胞计数增多。

六、治疗

在输液、输血、吸氧等抢救休克的同时,给予大剂量抗生素预防感染。

(一)先兆子宫破裂

应立即抑制子宫收缩,肌内注射哌替啶100 mg或静脉全身麻醉,之后立即行剖宫产术。

(二)子宫破裂

无论胎儿是否存活,均应尽快手术治疗。

(1)子宫破裂时间在12小时以内,裂口边缘整齐,无明显感染,需保留生育功能者,可考虑修补缝合破口。

(2)破裂口较大或撕裂不整齐且有感染可能者,考虑行子宫次全切除术。

(3)子宫裂口不仅在下段,且自下段延及子宫颈口者,考虑行子宫全切术。

(4)前次剖宫产瘢痕裂开,如产妇已育有子女,应行裂口缝合术,同时行双侧输卵管结扎术。

(5)阔韧带存在巨大血肿时,为避免损伤周围脏器,必须打开阔韧带,游离子宫动脉的上行支及其伴随静脉,避免损伤输尿管或膀胱。如术时仍有活跃出血,可先行同侧髂内动脉结扎术以控制出血。

(6)仔细检查膀胱、输尿管、子宫颈和阴道,如发现有损伤,应同时行脏器修补术。

手术原则:尽量缩短手术时间,简单、迅速达到止血目的。严重休克者应尽可能就地抢救,若必须转院,应输血、输液、包扎腹部后方可转送。

七、注意事项

子宫破裂并发症严重、死亡率高,应加强围生期保健,进行预防。

(1)做好产前检查,有瘢痕子宫、产道异常等高危因素者,应提前入院待产。

(2)对前次剖宫产切口为子宫体部切口、子宫下段切口有撕裂、术后感染愈合不良者,均应行剖宫产终止妊娠。

(3)严密观察产程进展,警惕并尽早发现先兆子宫破裂征象,并及时处理。

(4)严格掌握缩宫素应用指征,诊断为头盆不称、胎儿过大、胎位异常或曾行子宫手术者产前均禁用;应用缩宫素引产时,应有专人守护或监护,严防发生过强宫缩,禁用前列腺素制剂引产,同时产房应具备紧急实施剖宫产手术条件。

(5)正确掌握产科手术助产的指征及操作常规,阴道助产术后应仔细检查子宫颈及宫腔,及时发现损伤并给予修补。

(6)结合前次剖宫产史、子宫下段压痛、胎心异常、胎先露部上升、子宫颈口缩小等均可确诊。B超检查能协助确定破口部位及胎儿与子宫的关系。

(7)治疗原则为尽快手术治疗,并尽量缩短手术时间,简单、迅速达到止血目的。

第十四章 产褥期并发症

第一节 产褥感染

一、概述

产褥感染是指分娩及产褥期内生殖道受病原体侵袭而引起局部或全身的感染。产褥病率是指分娩结束24小时以后至10天内,每天测量4次体温,每次间隔4小时,其中有2次体温≥38℃。产褥病率多由产褥感染所引起,亦可由泌尿系统感染、呼吸系统感染及乳腺炎等引起。产褥感染是常见的产褥期并发症,是导致孕产妇死亡的四大原因之一。产褥感染发病率为6%左右。

二、临床表现

(一)症状与体征

发热、疼痛、异常恶露为产褥感染三大主要症状。依据感染发生部位、程度、范围不同,其临床症状不同。

(二)辅助检查

(1)影像学检查:B超、CT、MRI等影像学检查可对感染形成的炎性包块、脓肿作出定位及定性诊断。

(2)C反应蛋白、降钙素原检测:有助于早期诊断感染。在术后1~2天内降钙素原浓度常有升高,通常为0.5~2.0 ng/mL,偶尔超过5 ng/mL;若不合并感染及脓毒血症,则在几天内降至正常,合并感染时常呈高水平或持续高水平。

(3)细菌培养和药敏试验:取宫腔分泌物、脓肿穿刺物或后穹隆穿刺物做细菌培养和药敏试验,必要时做血培养和厌氧菌培养。病原体抗原和特异性抗体可以作为快速确定病原体的方法。

三、诊断要点

根据病史、症状、体征和辅助检查作出诊断,注意病原体检查和鉴别诊断。

(一)诊断标准

(1)病史:详细询问病史及分娩经过,对产后发热者,首先考虑产褥感染。

(2)全身及局部检查:检查腹部、盆腔及会阴伤口,确定感染的部位和严重程度。

(3)辅助检查:B超、CT、MRI检查了解由感染形成的炎性包块、脓肿的位置及性状。

(4)实验室检查:C反应蛋白、降钙素原检测有助于早期诊断感染;可取宫腔分泌物、脓肿穿刺物或后穹隆穿刺物做细菌培养和药敏试验,确定病原体。

(二)鉴别

(1)上呼吸道感染:多有鼻塞、流涕、咽痛等不适症状,查体可见咽部红肿。

(2)急性乳腺炎:产妇自觉乳房肿胀疼痛、局部红肿、硬结、发热等不适症状。

(3)泌尿系统感染:可表现为尿频、尿急、尿痛。尿常规可见白细胞计数升高。

四、治疗

(一)支持治疗

加强营养,严重贫血者可酌情输血或输注血浆,以增加抵抗力。产妇取半卧位,有利于恶露引流和使炎症局限于盆腔内。产褥期应保持会阴清洁。

(二)切开引流

会阴伤口或腹部切口感染时,应及时行切开引流术;怀疑盆腔脓肿时,若位置低、突向阴道后穹隆,可经阴道切开引流,若位置较深可经腹切开引流。

(三)胎盘胎膜残留处理

胎盘胎膜残留者应在抗感染的同时,清除宫腔内残留物。患者急性感染伴高热,应在有效控制感染和体温下降后,再彻底刮宫,避免因刮宫引起感染扩散和子宫穿孔。

(四)应用抗生素

未确定病原体时,依据临床表现及临床经验选用广谱高效抗生素,待取得细菌培养和药敏试验结果后再做调整,抗生素应用应足剂量、足疗程。中毒症状严重者,酌情短期给予肾上腺皮质激素,提高机体应激能力。

(五)血栓静脉炎的治疗

一旦可疑血栓性静脉炎,应尽早请专科医师会诊,按会诊意见处理。在应用抗生素的同时,可酌情选择使用下列抗凝药物。

(1)肝素 150 U/(kg·d)加入 5％葡萄糖液 500 mL 中,静脉滴注,每 6 小时1 次,体温下降后改为每天 2 次,连用 4～7 天。

(2)尿激酶 400 000 U 加入 0.9％氯化钠液或 5％葡萄糖液 500 mL 中,静脉滴注 10 天,用药期间需监测凝血功能,同时还可口服双香豆素、阿司匹林等。

(六)手术治疗

子宫严重感染,经积极治疗无效,体温持续不降、感染中毒症状不改善;脓肿持续存在甚至增大,脓肿破裂;或出现不能控制的出血、败血症或脓毒血症时,应及时在抗菌药物治疗的同时行手术治疗。

五、注意事项

(1)产褥感染重在预防。注意细菌培养。指导合理应用抗生素,同时给予对症支持治疗。

(2)掌握会阴切开指征和剖宫产手术技术是预防切口感染的关键。

(3)胎盘胎膜残留感染伴发高热,可先将残留物取出,待有效控制感染和体温下降后,再彻底刮宫。

(4)医患沟通时强调产褥感染严重时可危及产妇生命,一经诊断应积极治疗。

第二节　围生期抑郁

一、概述

围生期抑郁指从妊娠开始至产后 4 周内发生的抑郁症,病因不明,可能与神经内分泌因素、遗传因素、心理因素、妊娠因素、分娩因素和社会因素等有关。

二、临床表现

围生期抑郁的主要表现是抑郁,多在产后 2 周内发病,产后 4～6 周症状明显。

(一)核心症状群

情感低落,心情压抑,无诱因哭泣,兴趣和愉快感丧失,劳累感增加,活动减少和精力下降。

(二)心理症状群

焦虑、惊恐发作,注意力降低,自我评价和自信降低,自伤、自杀观念或行为强迫观念和精神病性症状。

(三)躯体症状群

睡眠障碍,食欲及体质量下降,性欲减退乃至完全丧失。非特异性的躯体不适,如头痛、腰背痛、恶心等。

三、诊断要点

(一)诊断标准

(1)爱丁堡产后抑郁量表:是目前最常用的诊断标准(表 14-1)。此外还有产后抑郁筛查量表、医院焦虑抑郁量表等。围生期抑郁发生峰值处于产后 1 个月以内,爱丁堡产后抑郁量表筛查的最佳时间为产后 2～6 周。

表 14-1　爱丁堡产后抑郁量表

你刚生了孩子,想了解一下你的感受,请选择一个最能反映你感受的答案			
我能看到事物有趣的一面,并笑得开心	我总能做到	0 分	
	1 分	现在不是那样多	
	2 分	现在肯定不多	
	3 分	根本不	
我欣然期待未来的一切	我仍能做到	0 分	
	1 分	较我原来做得少	
	2 分	明显较原来做得少	
	3 分	难得有	
当事情出错时,我会责备自己	永远不	0 分	
	1 分	并不经常	
	2 分	有时如此	
	3 分	大多时间如此	

你刚生了孩子,想了解一下你的感受,请选择一个最能反映你感受的答案		
我无缘无故感到焦虑和担心	从不	0分
	1分	极难得
	2分	有时
	3分	非常多
我无缘无故感到害怕和惊慌	从不	0分
	1分	不多
	2分	有时
	3分	相当多
我面对很多事情,使我透不过气	应付与过去一样好	0分
	1分	多数我能应付
	2分	有时不能应付
	3分	我多不能应付
我很不开心,以至失眠	全然不	0分
	1分	并不经常
	2分	有时
	3分	大多数时间如此
我感到难过和悲伤	根本不	0分
	1分	并不经常
	2分	相当经常
	3分	大多数时间
我很不愉快,我想哭泣	绝不	0分
	1分	偶然有
	2分	相当常见
	3分	大多数时间
我想过要伤害自己	永远不	0分
	1分	极难得
	2分	有时
	3分	相当经常

(2)爱丁堡产后抑郁量表临界值:推荐 13 分为极有可能患围生期郁抑的临界值,临床常规使用时可采用 9 分作为临界值。当得分≥13 时,则需要进一步确诊;如果第 10 个问题回答不是 0 分,有自杀及其他奇怪的想法或无序行为,则

需要立刻转诊到精神专科医院。

(二)鉴别诊断

应注意与其他精神疾病相鉴别,同时注意与甲状腺功能减退症相鉴别,建议请专科医师会诊。

(三)诊断流程

(1)爱丁堡产后抑郁量表得分≤9分:常规健康访视。

(2)爱丁堡产后抑郁量表得分≥9分,精神科会诊:①询问病史,是否为妊娠开始至产后4周内发生的抑郁症。②症状:核心症状(情感低落,愉快感丧失、劳累感增加)、心理症状(焦虑、注意力下降、自信降低、强迫观念和幻觉、妄想等)、躯体症状(头痛、不适、睡眠障碍、食欲及体质量下降)。

四、治疗

(一)治疗原则

在保障孕产妇和婴儿安全的前提下,在综合治疗的基础上按程度分级治疗,并注重全病程治疗。

(二)心理治疗

根据患者的个性特征、心理状态、发病原因给予个体化的心理辅导,解除致病的心理因素;增强患者的自信心,提高患者的自我价值意识。

(三)药物治疗

需要药物治疗时,建议请专科医师会诊指导用药。

1.抗抑郁药物

(1)选择性5-羟色胺再摄取抑制剂:是围生期郁抑的一线治疗药物。对于哺乳妇女应慎用此类药物。研究发现舍曲林对哺乳安全性较高,但尚缺乏远期影响资料的研究结果。

(2)其他抗抑郁药:除三环类抗抑郁药、选择性5-羟色胺及去甲肾上腺素再摄取抑制剂文拉法辛属慎用药物外,其他药物不建议服用。

2.其他药物

如抗焦虑药和镇静催眠药物、抗精神病药、情感稳定剂、雌激素等。围生期郁抑患者若需要抗精神病药或情感稳定剂治疗,往往提示病情较重,很难维持对婴儿的正常哺乳,因而不推荐此类产妇进行母乳喂养。

(四)物理疗法及其他疗法

(1)物理疗法:包括改良电痉挛治疗及重复经颅磁刺激。如具有强烈自杀及伤害婴儿倾向时,可作为首选治疗。

(2)其他疗法:运动疗法、光疗、音乐治疗、饮食疗法等也被用来作为辅助围生期郁抑的治疗。与药物及心理治疗相比,这些治疗的可行性及可及性更好。

(五)产后访视

产后访视一般安排在产后1~10天内进行,包括心理咨询、营养指导、卫生指导、健康宣教、母乳喂养技术等。

五、注意事项

(1)围生期抑郁常不被发现,应给予重视。产后抑郁应注意检查甲状腺功能,排除甲状腺功能减退症。

(2)本病预后良好,约70%患者于1年内治愈,但50%以上会在1~5年内再次发作,子代的认知能力可能受到一定影响。

(3)医患沟通中指出本病对母儿双方均可产生危害,以预防为主,强调家人与社会的关怀与照顾。

参 考 文 献

[1] 王玉梅.临床妇产科诊疗技术[M].天津:天津科学技术出版社,2018.

[2] 郝瑞.实用妇产科 内分泌诊疗学[M].天津:天津科学技术出版社,2018.

[3] 王生玲.新编临床妇产科疾病诊疗学[M].西安:西安交通大学出版社,2018.

[4] 张凤.临床妇产科诊疗学[M].昆明:云南科技出版社,2017.

[5] 陈风华.实用妇产科诊疗技术[M].北京:科学技术文献出版社,2017.

[6] 刘莉,李彬,陈卫.现代妇产科诊疗学[M].天津:天津科学技术出版社,2016.

[7] 张绍荣.临床妇产科疾病诊疗学[M].天津:天津科学技术出版社,2018.

[8] 孙琳.妇产科疾病诊疗难点与对策[M].北京:科学技术文献出版社,2018.

[9] 徐爱荣.现代妇产科诊疗精粹[M].天津:天津科学技术出版社,2016.

[10] 孙梅玲.妇产科诊疗常规[M].北京:科学出版社,2018.

[11] 林路.现代妇产科诊疗常规[M].天津:天津科学技术出版社,2018.

[12] 张瑞芳.妇产科诊疗学精要[M].北京:科学技术文献出版社,2017.

[13] 张玉华.临床妇产科诊疗技术[M].长春:吉林科学技术出版社,2018.

[14] 沈文娟.新编妇产科诊疗指南[M].北京:科学技术文献出版社,2018.

[15] 孙丽宏.临床妇产科诊疗学[M].长春:吉林科学技术出版社,2018.

[16] 付丽君.现代妇产科诊疗学[M].长春:吉林科学技术出版社,2016.

[17] 王君.实用妇产科诊疗要点[M].天津:天津科学技术出版社,2018.

[18] 韩春英.实用妇产科诊疗学[M].长春:吉林科学技术出版社,2018.

[19] 时艳梅,刘玉,张荣.实用妇产科诊疗学[M].武汉:湖北科学技术出版社,2016.

[20] 徐坤明.实用妇产科诊疗技术[M].长春:吉林科学技术出版社,2018.

[21] 纪丽君.临床妇产科诊疗新进展[M].天津:天津科学技术出版社,2016.

[22] 刘红霞.临床妇产科诊疗精粹[M].天津:天津科学技术出版社,2018.

［23］薄其芳.最新实用妇产科诊疗［M］.长春:吉林科学技术出版社,2018.

［24］赵文.实用临床妇产科诊疗思维［M］.长春:吉林科学技术出版社,2016.

［25］李莉.现代妇产科诊疗学［M］.天津:天津科学技术出版社,2018.

［26］孙凌之.现代妇产科诊疗研究［M］.北京:科学技术文献出版社,2018.

［27］殷艳玲.临床妇产科疾病诊疗新编［M］.长春:吉林科学技术出版社,2017.

［28］李翠芝.临床妇产科诊疗精粹［M］.昆明:云南科技出版社,2018.

［29］韩红梅.临床妇产科诊疗基础［M］.长春:吉林科学技术出版社,2018.

［30］史文天.临床妇产科疾病诊疗学［M］.长春:吉林科学技术出版社,2017.

［31］桑明玉.妇产科诊疗技术［M］.昆明:云南科技出版社,2017.

［32］梁玉玲.妇产科诊疗技术［M］.北京:科学技术文献出版社,2016.

［33］姜凌.妇产科诊疗技术临床实践［M］.天津:天津科学技术出版社,2018.

［34］赵立荣.现代妇产科诊疗技术［M］.天津:天津科学技术出版社,2017.

［35］张玉花.新编临床妇产科诊疗进展［M］.北京/西安:世界图书出版公司.2016.

［36］赵艳霞.妇产科临床中阴道流血的病因及诊疗措施［J］.实用妇科内分泌电子杂志,2019,6(27):132,137.

［37］陈一依,周平,刘崇东.子宫内膜息肉的诊疗现状［J］.妇产与遗传,2018,8(1):41-46.

［38］王子莲,周祎.胎儿疾病的诊治进展［J］.中华产科急救电子杂志,2018,7(1):1-4.

［39］郎景和,陈春林,向阳,等.子宫肌瘤及子宫腺肌病子宫动脉栓塞术治疗专家共识［J］.中华妇产科杂志,2018,53(5):289-293.

［40］廖伟年,张津坤,李力.产后出血转诊与救治研究进展［J］.中国计划生育和妇产科,2018,(2):4-8.